禅の瞑想によってあなたとあなたのビジネスが生まれ変わる

# マインドフィットネス入門

株式会社イトーキ 代表取締役会長
山田匡通 著

発行：ダイヤモンド・ビジネス企画　発売：ダイヤモンド社

# はじめに

今、マインドフルネスという言葉が多くのところで聞かれるようになりました。

これは、いわば瞑想法《めいそう》の一種で、欧米で生まれ流行《はや》り、近年日本にも広がり始めました。瞑想が欧米で広まった背景には、様々な原因が考えられます。例えば、精神の安定、癒やし、それによる心身不調の改善、さらには集中力を高めるなど、様々な効果が認められたからでしょう。

加えて、時代の流れを大きく変えたＩＴ企業の創業者たちが、瞑想をそのライフスタイルに取り入れていることも大きく影響していると思います。もっとも有名なのは、アメリカ・アップル社創業者のスティーブ・ジョブズでしょう。彼は若い頃から東洋の精神世界に惹かれ、禅の実践に入っていきました。また、クラウドコンピューティング・サービスの提供企業セールスフォース・ドットコムの創業者、マーク・ベニオフも瞑想の実践者として有名です。

こうしたＩＴ企業の創業者たちが、なぜ瞑想をしたのか。それはそれぞれに目的や経緯があると思いますが、その背景には「瞑想がビジネスに役立つ」ことを知っていたからだと考えられます。ＩＴ業界は、常に今までにはない新しいバリューを生み出していくことが宿命づけられており、必然的に革新的で創造的な閃《ひらめ》きやアイデアが求められます。本書の中で詳しく述べていきますが、瞑想には、そうした革新的で創造的な閃きが生まれる土壌があるのです。

実は、私自身も若い頃から、禅の指導者であった父の影響で座禅を組んで瞑想をしてきました。新社会人として三菱銀行に入行したときも、同銀行の専務取締役に任命されたときも、三菱証券の会長に就任したときも、イトーキの会長である現在も、毎日座り続けています。

座禅は、座り続けていく中で革新的で創造的な閃きが生まれ、経営者に求められる「利他の精神」などの大事な資質が自然に育まれます。もともと決して優秀とは言えなかった私が、曲がりなりにも社会の中で活躍させてもらえたことは、ひとえに座ることによって多くのことを得ることができたためです。瞑想は、もはや私の日常と切っても切り離せないものとなっています。

**現在、海外を中心に広がっているマインドフルネスは、禅の瞑想法が土台となっています。**しかし、残念なことに禅をルーツとしながらも、禅の本質がわからないまま創り出された瞑想法がたくさん存在します。

私は、禅の本質を押さえながら、現代人とりわけビジネスパーソンが実践しても効果が得られる瞑想法を「マインドフィットネス」と名付けて一つの形にしました。これは体を鍛える「フィットネス」と精神を表す「マインド」を掛け合わせた造語で、ビジネスの中で必要になる力やビジネスリーダーに求められる資質を育むことを狙いとしています。

**ちなみに、マインドフィットネスはもちろん、マインドフルネスも禅も宗教ではありません。禅とは、仏教の創始者である釈迦牟尼仏陀《シャカムニブッダ》が修行したその修行法であり、座禅は瞑想の果てに真理を悟ったその修行法を使って座ることを指しており、いわゆる一般的な意味での宗教ではありません。ただ座るだけなのです。**禅をベースとしたマインドフルネスが海外で大きく広まった背景には、そうした信仰に関係なく誰でも取り組むことができるという門戸の広さも影響しているのでしょう。

今、時代は、本物のリーダーを求めています。時代の先が見えづらくなった今こそ、革新性や創造性が求められます。驚くようなアイデアや閃きを生み出せるリーダーが必要なのです。また、企業にも、より高い倫理観や理想が求められています。自分たちの企業だけが繁栄すれば良いという考え方ではなく、社会全体の幸福や繁栄を求めて活動する企業が今必要なのです。

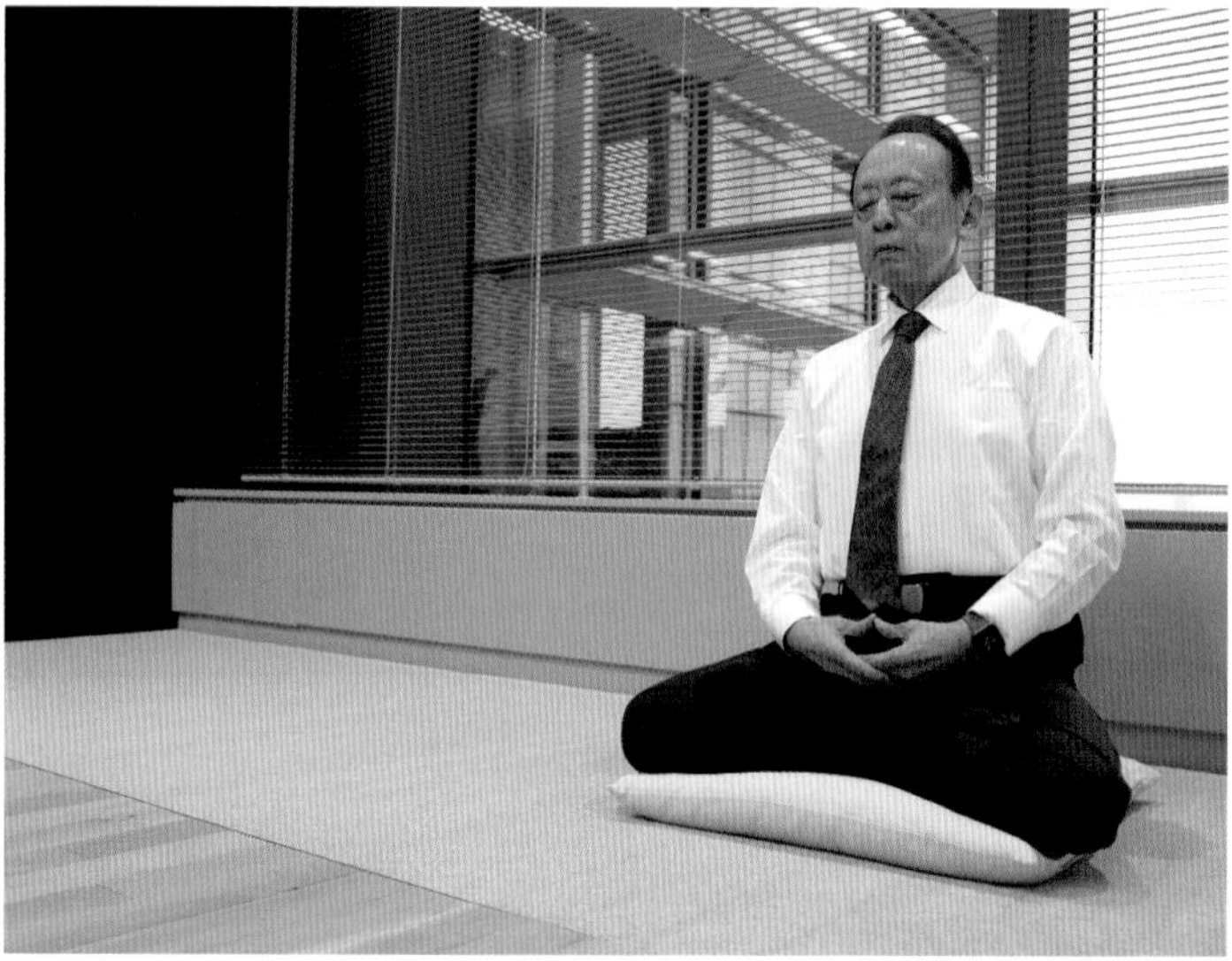

私は、本書にて禅やマインドフルネスに対して理解を深めてもらうための考察や、より効果的な座禅の取り組み方法などを解説します。信頼されるビジネスリーダーを育てるための瞑想法「マインドフィットネス」が広く実践され、より良い社会に貢献することができれば、幸いです。

本書がそのための足掛かりや手引書になれば、これ以上、嬉《うれ》しいことはありません。

２０２１年７月１日

株式会社イトーキ　代表取締役会長　山田匡通

# 目次

## イトーキの会長として、発展を支える　67



## リーダーの育成に注目される、禅　74

## 第5章 マインドフィットネスの背景にある禅の思想――147

# 序　章

# マインドフルネスの新しい可能性

## これからの時代に求められる経営者像

私がハーバード・ビジネス・スクール（ハーバード大学経営大学院／以下、ＨＢＳ）を卒業して、今年で52年になりますが、２０１９年に50周年目の同窓会に参加したときに、当時学長を務めていたニティン・ノーリア（Nitin Nohria）氏と個別に話す機会があり、非常に興味深い話を聞くことができました。

それは、ひと言で言えば、ＨＢＳが、今、大転換をしようとしているという内容でした。ＨＢＳの教育モデルの背景にあったのは、経営者を、医者や弁護士と同じように一つのプロの専門職と捉える考え方でした。だからこそ、学生には、企業経営に必要な知識と技術を徹底的に叩《たた》き込み、その実践をケーススタディを通して、厳しい授業の中で身に付けさせるのです。そして、それは見事に成功し、多くの優れた経営者を育て上げ世界に輩出してきました。

ところが、ノーリア学長は、「それだけでは十分ではない。何かが欠けている」と言うのです。欠けているものが何かと問うと、「人間」だと言いました。人間というものが土台にあって、その人間性を磨いていかなければ、本当の意味で優秀な経営者は育たないと言うのです。

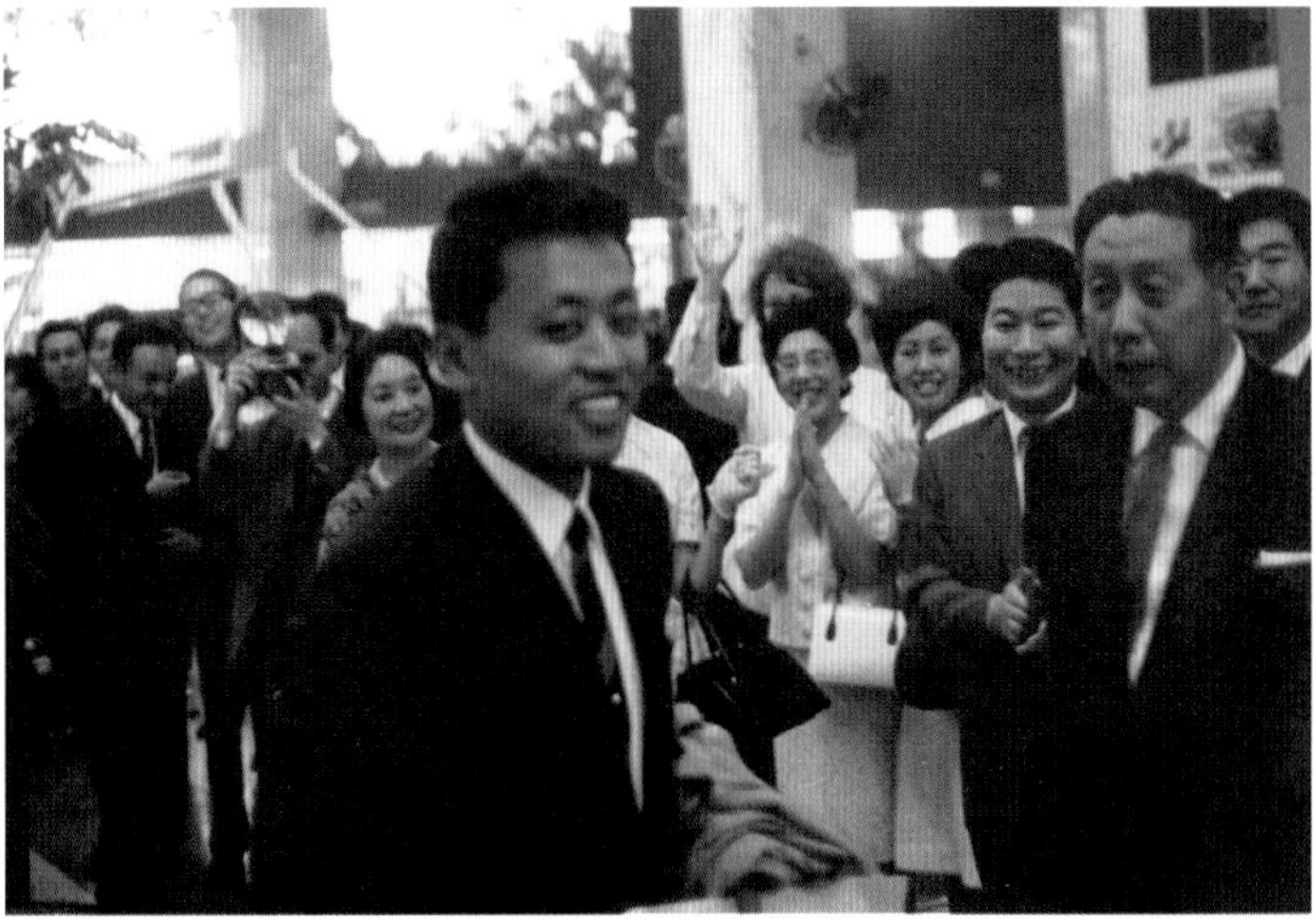

1967年、家族・友人・知人からの見送りを受けHBS（ボストン）へ向かう著者

もっと具体的に言えば、知識を身に付けそれを実践し、さらに自分自身の人間性を高めていくところまで進まなければ、本当の意味での優秀な経営者は育たない、だから「Knowing（知識）からDoing（実践）、そしてBeing（人間性）」を育成することが可能となるプログラムをこれから組んでいくというのです。

これはまさに、大改革です。

彼が見つめているところを、日本社会を例にして私なりに解釈してみると、次のようなことだろうと思います。日本社会は、戦後、夢中になって経済成長の道を歩んできました。まずは食べなければならないし、生活しなければならない、そのために目の前の仕事に全力で打ち込んできました。そして、見事に経済成長を成し遂げて、世界の先進国と肩を並べることができました。しかし、今、日本社会は停滞しています。その背景にあるのは、成功体験や出来上がった社会の上に安住してしまう姿勢です。社会自体を維持することに力点が移ってしまって、新しい価値を生み出し、新たな成長を成し遂げようという精神が衰えてきているのです。

そうした状況をもう一度打ち破って、新しいものに挑戦する精神を生み出し、イノベーションを巻き起こさなければなりません。そのためには、経営者自身が己を知り、人間としての自分を鍛え上げなければならないということなのです。

これからの時代は、まさにそういう経営者こそが求められると思うのです。

## IT企業のトップたちが取り入れているマインドフルネス

ノーリア学長と話をする中で、彼が興味を持ったのが、マインドフルネスでした。

冒頭で触れましたが、私は若い頃から禅に取り組み、現在では禅の指導者もしています。それを知ったノーリア学長は、「HBSの卒業生は大勢いるが、禅の老師（指導者）になったのはあなただけだ」と非常に驚き、話が弾みました。そして、HBSのカリキュラムにマインドフルネスを取り入れることを考えたいと言うのです。

今、世界的に、禅をベースとしたマインドフルネスが注目を集め、様々なトップリーダーがマインドフルネスを自分自身の生活に取り入れて、イノベーションを起こす原動力としています。

アメリカ・アップル社創業者のスティーブ・ジョブズが禅の実践者であったことは有名な話です。

彼が禅との関わりを持ったきっかけは、幼少期の生い立ちにあるかもしれません。生まれて間もなく養子となったジョブズは、若い頃から精神世界に没頭し、大学を中退した19歳の頃には、インド放浪の旅にも出ています。特に彼に大きな影響を与えたのが、精神世界の古典的バイブル『BE HERE NOW―心の扉をひらく本』（ラム・ダス著）や、仏教学者・鈴木俊隆の著書『禅マインド　ビギナーズ・マインド』などで、そこから禅の実践へと入っていったようです。

２００５年、スタンフォード大学の卒業式で行ったジョブズの演説は有名です。

「私は毎朝、鏡の中の自分に向かって、『今日が人生最後の日だったとしたら、今日の予定をやりたいと思うだろうか』と問い掛ける。『ノー』の日が続いたら、何かを変えなければいけない」

彼は、禅によって、自分の中の深い部分に降りていき、自分自身が本当に望むものは何なのか、何をしたいのか、見つめ続けたのだと思います。そこから、人々の心を深い部分から動かす革新的なものを生み出していったのではないでしょうか。

その他には、マーク・ベニオフも有名です。彼は、アメリカ・フォーブス誌の「世界で最も革新的な企業」ランキングで4年連続第1位に選出された、クラウドコンピューティング・サービスの提供企業セールスフォース・ドットコムの創業者です。1999年3月に数人で設立した会社を、現在は売上（2021年度通期）が212億8000万ドル（2兆3200億円）の企業にまで成長させています。

彼は、サンフランシスコに複数のビルを持っているのですが、その一つを訪ねると、各フロアに、10人くらいが禅を組めるメディテーション（瞑想）の場を作っていました。日本の障子のようなもので周囲を囲み、座布（座禅用のクッション）が置いてあり、誰でも自由に座れるようになっています。まるで日本にいるような錯覚に陥りそうですが、そこは、日本ではなく、シリコンバレーのど真ん中なのです。

彼が、日本に来るときは、ほとんどの場合、まず京都の龍安寺《りょうあんじ》へ行き、その石庭で瞑想をするそうです。

私も、以前、あるパーティーで彼と名刺交換をする機会がありました。私は、イトーキの会長の名刺よりも、禅の指導者の名刺のほうがインパクトがあるだろうと思い、そちらのほうを差し出すと、急に目を輝かせ始めました。「今朝、君は座ったのか?」と聞くので、「僕は禅の指導者なので当然毎朝座っています」と答えると、「今日は忙しくて座れなかったんだ。ホテルに帰ったらすぐに座りたい」という会話を交わしました。

いずれにしても、彼の人生の思想的背景に禅があることは間違いなく、それが彼のビジネスの上で大いに役立っていることは確かだと思います。

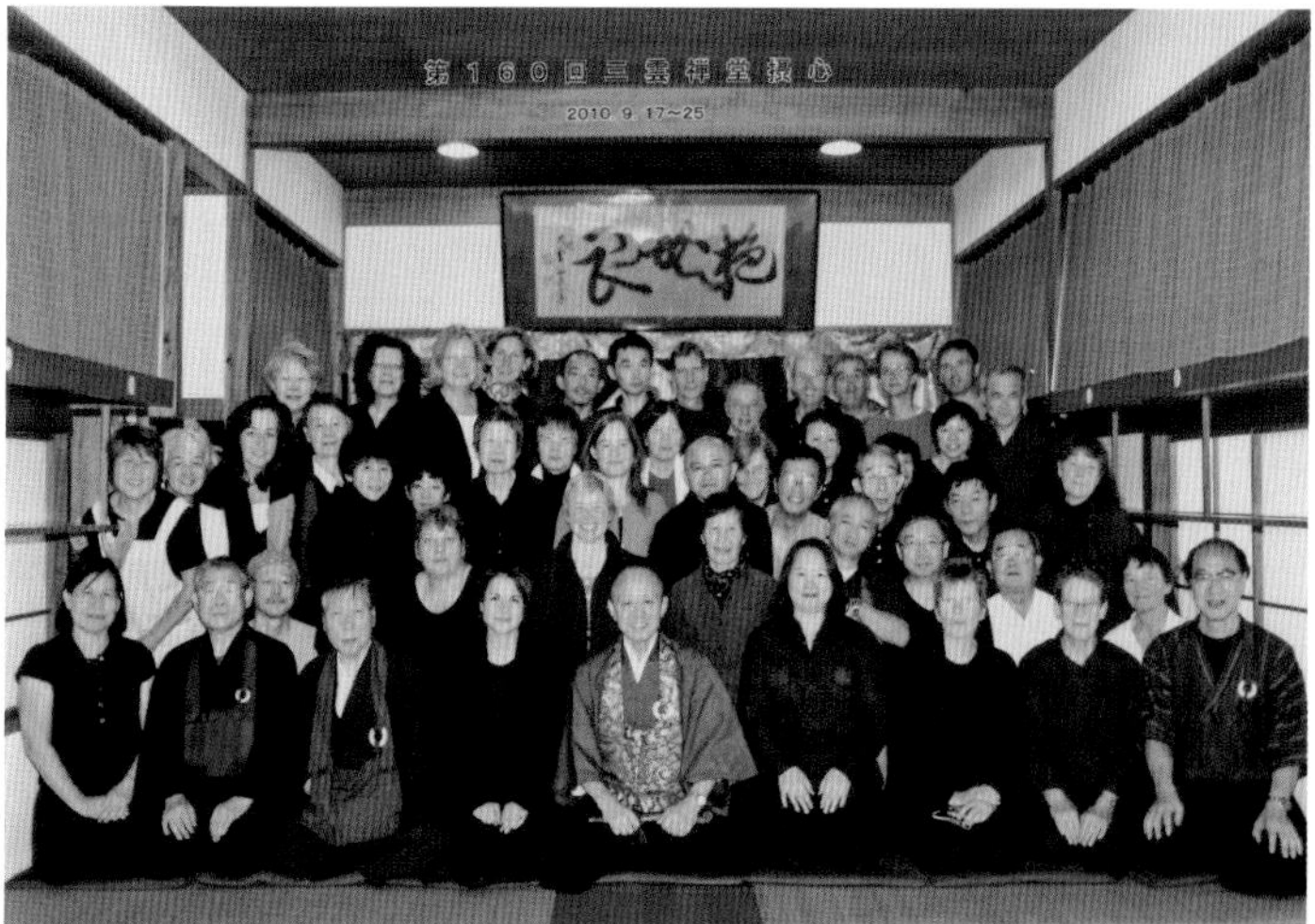


鎌倉三雲禅堂における接心が終了した際の集合写真。2004年10月から、父・山田耕雲と同じく三宝禅の管長を務める

その他にも、シリコンバレーに行くと、ＩＴ関連企業の中には、優秀な社員たちが一定時間、瞑想をすることのできる会社がたくさんあります。

例えば、グーグルでは、マインドフルネスを取り入れた効果として「自分の仕事に新しい意味や充足感を見つけた」、「自分のやっていることが、ずっとうまくできるようになった」、「あらゆる状況を前よりもうまく理解できるようになった」、「心の平穏と幸せがずっと深まった」といった報告事例があります。

なぜ、最先端のＩＴ関連企業はマインドフルネスを取り入れるのか。それはおそらく、膨大な情報の海の中を迷わず泳ぎきり正しい判断をしていくためには、自分自身を見失うことなく情報を制御し、自分と情報を正しく統合していくことが必要だからなのでしょう。

## マインドフルネスには宗教色がない

**マインドフルネスのベースにあるのは、禅です。**今紹介したような巨大ＩＴ企業のトップたちがマインドフルネスを実践するようになった背景には、インドや日本、タイなどで何らかの形で禅の指導を受けた体験が影響していることが多いのです。ここで大事なことは、マインドフルネスには宗教色がないということです。日本で「禅宗」と言えば、仏教の一つの宗派と考えられていますが、彼らが実践しているマインドフルネスには教義も戒律も法衣《ほうえ》もありません。瞑想法の一つとして広まっているのです。だから、自身の信仰を変えなくても取り入れることができます。禅という言葉を使わずにマインドフルネスという言葉を使うことで、仏教的なイメージを払拭《ふっしょく》し、宗教的にはニュートラルであることを明示した点が、マインドフルネスがこれだけ広まった一つの要因であろうと思います。

こうして宗教色を排したマインドフルネスは、じわじわと欧米に広がり、今、日本にも逆輸入という形で広まりつつあるのです。

## マインドフルネスは、「今現在」に集中する状態

マインドフルネスという言葉の意味を考えると、過去や未来ではなく「今現在」に意識が存在している状態のことをそう呼んでいるようです。

例えば、人は生活している間、何かしら意識したり考えたり感じたりしています。喜怒哀楽もあれば、仕事に没頭している時間もあり、思索や思考に浸っている時間もあります。それらの意識は、今現在だけではなく、過去や未来に存在していることもあります。例えば、

未来であれば、将来のことを心配したり、明日の予定を考えたりします。過去のことであれば、昔のことを懐かしく思い出したり、昨日のことを反省したり後悔したり、あるいは喜んだりします。しかし、マインドフルネスでは、未来や過去ではなく、現在に意識を集中することを大切にします。

例えば、マインドフルネスな状態を、食事を例にして考えてみると、目の前にあるご飯の深い味わいに気付き、おかずの味においしさを感じながら、食事を終えるような状態を指します。一方、マインドフルネスから遠い状態は、食事の後の大事な仕事のことを考えたり、昨日の問題点を反芻《はんすう》しながら食事をしたりしたために、食事のおいしさをあまり感じることができなかった状態を指します。

つまり、意識が、今現在にあるのか、あるいは未来や過去にあるかの違いです。

したがって、マインドフルネスの瞑想中は、〝今現在〟に集中することが大切です。

ただし、ひと口にマインドフルネスといっても、瞑想をベースとしながら音楽を取り入れたり、ヨガ的なものを加えたり、実に様々なバリエーションがあります。

しかし、私から見れば、それらは亜流です。瞑想という禅の手法をベースにしてはいるけれども、禅の本質からは離れています。表面的な工夫をあれこれ施していろんなバリエーションが生まれてきているけれども、本当の意味での禅をベースとしたアプローチではありません。

禅的瞑想の本質は「集中」によって「自己を忘《ぼう》ずる（自分を忘れる）」ことにあります。これについては追って述べましょう。

## 「マインドフィットネス」とは、〝リーダーのためのマインドフルネス〟

前項までは一般的なマインドフルネスについて解説してきましたが、ここからは「マインドフィットネス」について説明したいと思います。

一般的に禅をベースとした瞑想法として認知されてきたマインドフルネスですが、半世紀以上、禅と向き合ってきた私にとって、広く知られている現在の実践方法は、禅の本質とやや懸け離れ過ぎた部分があり、違和感を覚えます。例えば、瞑想中に音楽を流したり、ヨガ的なものを取り入れたりする手法です。

もちろん、マインドフルネスの効果として、集中力アップやストレス軽減、自律神経の回復、さらに洞察力や直観力、想像力が高まるなど、様々なプラスの効果が確認されており、一概に否定するわけではありません。しかし、私は、禅そして「マインドフィットネス」にはもっと大きな可能性があると考えているのです。

ここで、マインドフルネスと私の提唱する「マインドフィットネス」の違いについて簡潔に説明しておきましょう。

マインドフルネスには、集中力アップやストレス軽減などの効果が実証されていますが、マインドフィットネスは、その上で精神をさらに強くして、リーダーを育てるという目的があります。

マインドフルネスは、多忙な現代社会の中で疲弊した心や神経を、瞑想によって心身共にリフレッシュし、もともとの健全な状態に戻し、生活や仕事に良い影響を与えることを一つの目的としています。いわば、マイナスをゼロに戻すという観点が強かったのですが、**マインドフィットネスは、そこにとどまらず、さらに自らの精神を鍛え、他者の幸福を願う心を育成し、創造性やイノベーションを起こす力を醸成することを目的としているのです。**

こうした要素は、ビジネスパーソン、特にリーダーに重要な要素です。そういった意味で言えば、マインドフィットネスは、〝リーダーのためのマインドフルネス〟と定義することができるでしょう。

## リーダーに求められる能力を育む

人間誰しも、彼は彼、自分は自分というそれぞれに垣根を作り、他人よりも自分のために生きようとしてしまいがちです。ところが禅の瞑想というのは、その逆で、自分と他人の垣根を徐々に低くしていく、つまり禅的瞑想の本質は「自己を忘ずる」ところにあるのです。「自分」に対する意識が薄まるとその分だけ、自分と他人の垣根が低くなり、必然的に他人のことを自分のことのように考える心が育まれます。

これは「利他の精神」ともいい、リーダーにとって非常に大切な特性です。他人の幸せを願い、その願いを実現するために組織をまとめていくことは、指導者にとって不可欠な資質であり、それが欠如していては立派なリーダーとは言えません。また、自他の垣根が低くなると、自分の考えとは異なる他人の考えや情報が入ってきやすくなり、自分にはなかった発想やアイデアが浮かんでくるのです。

私は、長年、ビジネスパーソンとして生きてきましたが、禅に取り組むことによって、こうした考え方を自然と身に付けることができました。その結果、たくさんの方々の支援をいただきながら、東京三菱銀行（現・三菱ＵＦＪ銀行）の専務取締役となり、三菱証券（現・三菱ＵＦＪモルガン・スタンレー証券）の会長となり、現在の立場であるイトーキの会長として社会で活躍させていただいています。まさに、企業経営者としての私は、マインドフィットネスによってリーダーに必要な資質が鍛えられたのだと思っています。

# 第1章
# 禅との出会い

## 生糸産業で成功し、故郷に貢献した曽祖父

私は、幼い頃に禅に出会いました。それは、私の人生において極めて重要な出来事であり、その後の人生において大きな力となりました。

この章では、そうした私と禅との出会い、私のビジネスライフと禅について、詳しく紹介したいと思います。

※

福島県の二本松市には、霞ヶ城公園という大きな県立公園があります。この公園は、日本一〇〇名城の一つとされる二本松城、別名、霞ヶ城とも白旗城とも呼ばれる立派な城を抱える公園で、春になると、日本さくら名所一〇〇選にも選定されている素晴らしい桜が咲き誇ります。

この霞ヶ城公園の一角には、「山田脩翁像《やまだおさむおう》」という銅像が、市街地を見守るかのように建っています。実はこの山田脩という人物が、私の曽祖父に当たるのです。

なぜ、霞ヶ城公園に曽祖父の像が建立されているかというと、曽祖父が生糸産業でこの地

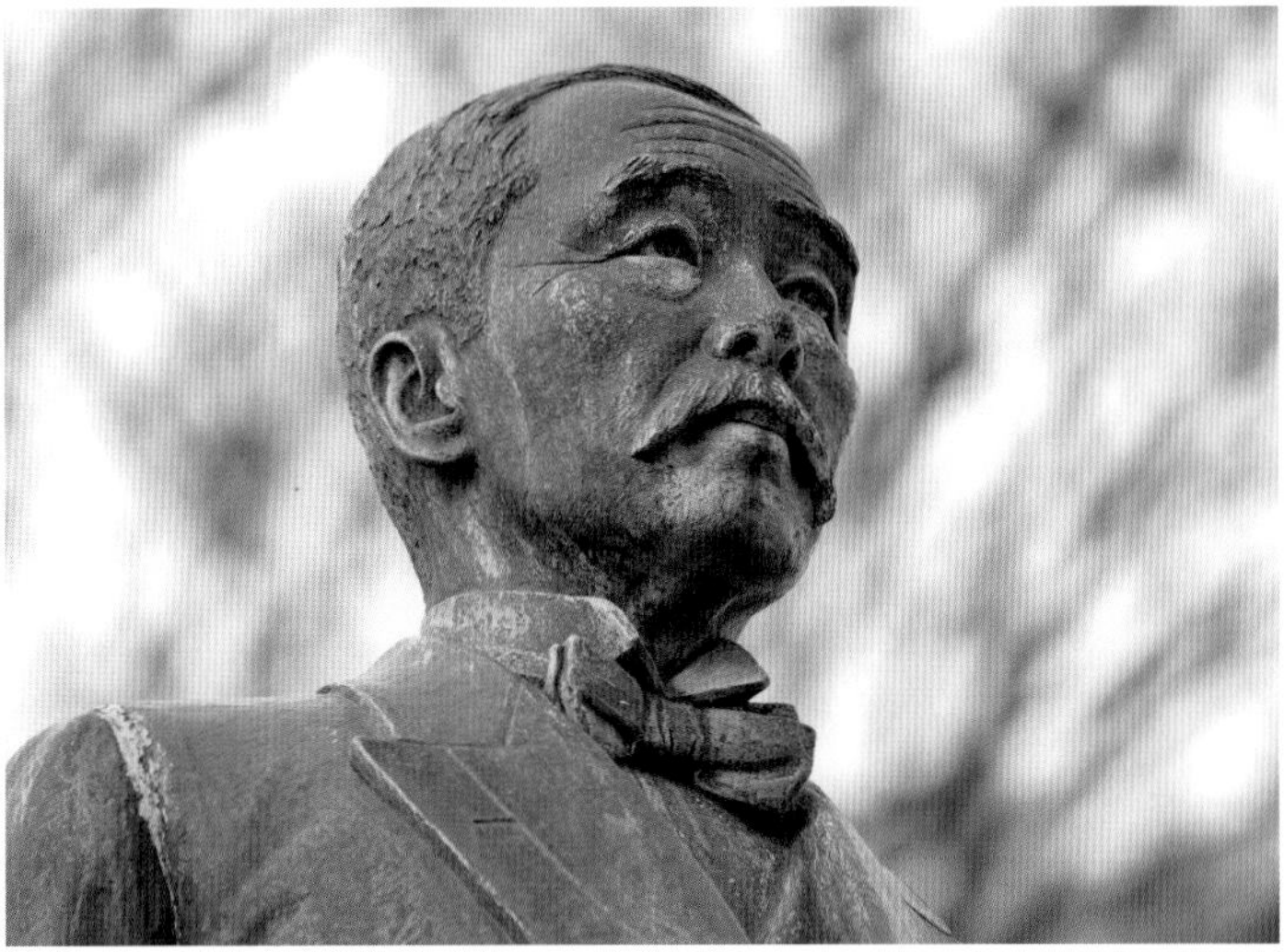

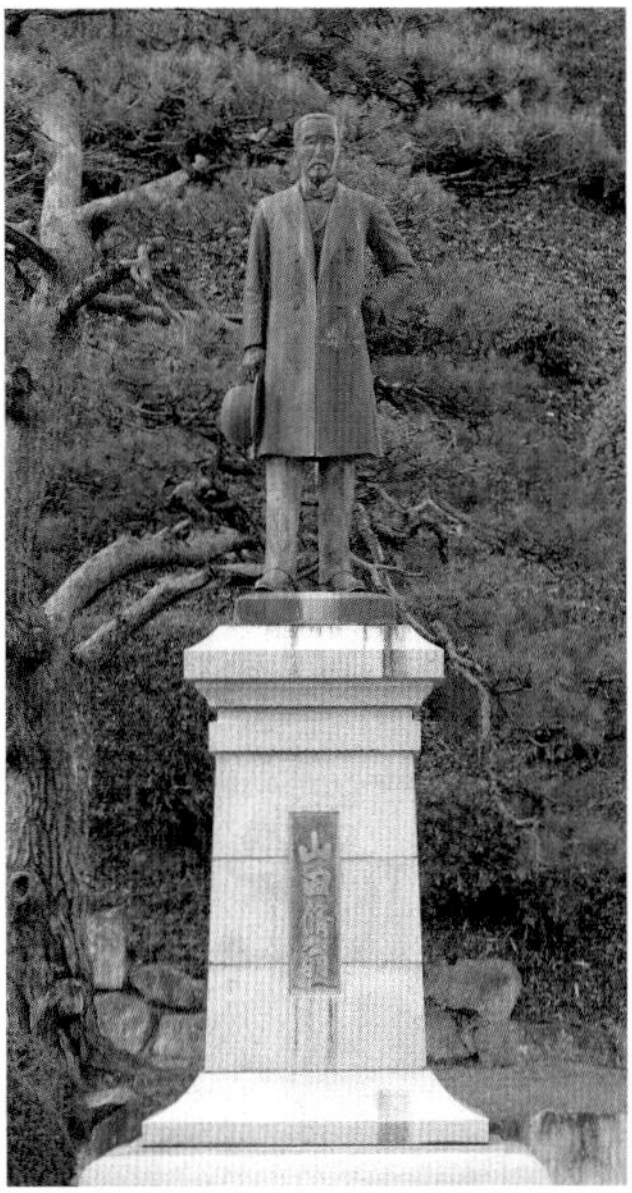

山田脩は、郷里の福島県二本松市に日本初の民間機械製糸会社「二本松製糸会社」を設立。製糸方法を改良し品質向上に努めるとともに、ニューヨークに支店を開設するなど海外展開も積極的に行い、“福島県製糸業”の地位を確固たるものにした。その功績が称えられ明治政府賞勲局や大日本蚕糸会から表彰を受ける。なお、商法制定前では、二本松製糸会社を“日本初の株式会社”とする見方もある。

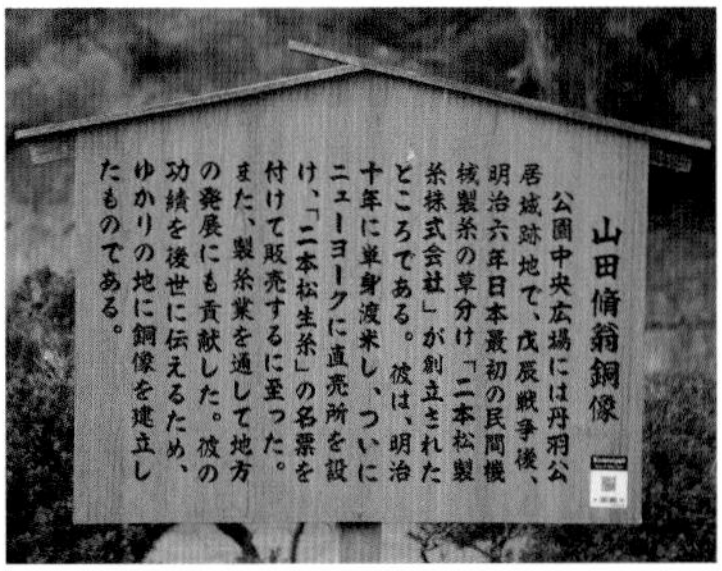
山田脩翁銅像
公園中央広場には丹羽公居城跡地で、戊辰戦争後、明治六年日本最初の民間機械製糸の草分け「二本松製糸株式会社」が創立されたところである。彼は、明治十年に単身渡米し、ついにニューヨークに直売所を設け、「二本松生糸」の名票を付けて販売するに至った。また、製糸業を通して地方の発展にも貢献した。彼の功績を後世に伝えるため、ゆかりの地に銅像を建立したものである。

域に大きな貢献を果たしたことを後世に伝えるために建てられたと聞いています。

山田脩は、１８４１（天保12）年４月26日、藩士・梅原直次郎の次男として出生し、のちに藩士、山田友松の養子に迎えられ家督を継ぎました。脩は、戊辰《ぼしん》戦争後、海運業で身を立てるため、かの岩崎弥太郎に相談を持ち掛けたのですが、岩崎は、「君の故郷には蚕糸という天賦の業がある。この事業こそ君の為《な》すべきもので、天命ではないか」と進言したそうで、この言葉で、脩は、郷里・福島の蚕糸業発展へ尽力することを決意したのです。

脩は、明治維新後、霞ヶ城を買い取り、その城址《じょうし》に、日本初となる民間の機械製糸工場である「二本松製糸会社」を、１８７３（明治６）年に創設しました。そして、１８７７（明治10）年には、海外への生糸販売を推し進めるべく、単身渡米。ニューヨークに支店を開設し、それが大成功したのです。

当時、二本松製糸会社は、国内最大の民間製糸工場として、我が国産業の近代化にとって歴史的な役割を果たしたと伝えられています。

我が国で初の株式会社は第一国立銀行であるとの研究が有力ですが、日本の製糸産業論の第一人者である早川直瀬氏は、二本松製糸会社こそ、我が国最初の株式会社であると著書『蚕糸業経済学講話』の中で紹介しているだけでなく、『大日本蚕史』（佐野瑛著）でも同様の記述をしています。

こうして、脩は、事業家として成功を収め、郷里に多大なる貢献を果たしたのです。

## 激動の時代を生き抜く中で、父が禅と出会う

曽祖父・脩が亡くなった後、祖父がその会社を引き継いだのですが、1930（昭和5）年から翌年にかけて起きた昭和恐慌の影響で、日本経済は危機的状態に陥り、会社も倒産。

祖父の息子、つまり私の父は、旧制一高から東京大学へ進み法律を学んだのですが、卒業直後にこの一家の危機に直面しました。皮肉なことに、自分が身に付けた法律の知識を我が家の財産を守るために、その時に初めて使ったそうです。そのおかげで、最低限の財産は守れたそうですが、「お城山」と呼ばれていた、まさに自分の庭だった霞ヶ城址を手放すこととなり、一族は没落を余儀なくされました。

父は、その後、再起を誓ってサラリーマンとなり満州に渡りました。満州鉱山に勤務しながら、ある程度の出世を果たすことができました。私は、そんな時代に、満州で1940年5月5日に誕生。会社での父の役職は人事部人事課長であったと聞いており、当時の我が家は経済的にはかなり裕福だったと思います。自家用車があり、運転手もついていました。幼

い私の記憶には、車の形や色までも残っています。

ところが、また不運に見舞われます。日本の敗戦です。豊かな生活は一変、敗戦国の国民となった私たちは、満州から逃げるように帰国しました。戻った日本には、福島県二本松市に実家だけは残っていましたが、それ以外に残されたものは何もありません。満州鉱山の仕事も失いました。父は、３人の子どもたちを育てるために必死だったのでしょう、神奈川の鎌倉にあった父の弟の別荘を借り、そこで自分で一から仕事を始めました。しかし、なかなかうまくいきません。次から次へと起業しては失敗することの繰り返し。

私の目から見ると、父はどちらかというと学者肌の人間でした。金もうけや商売が下手なのです。それでも家族を養うために、様々な仕事に挑戦したのですが、いずれもうまくいきませんでした。辛《つら》かったと思います。

そんな時に父が出会ったのが禅でした。

その時の父の心中は子どもながらに察することができました。裕福で格式のある家庭に生まれ育ちながら、昭和恐慌で製糸会社を失い、再起を図った満州鉱山での生活を、今度は敗戦が奪った。無一文になって帰国して、懸命に頑張ったけれども、ことごとくうまくいかない。こうした人生や世の中の不条理というものを味わう中で、揺るぎのない何かを禅に求めたのだと思います。

## 父の影響で自分自身も禅を始める

父の禅との出会いは、旧制一高時代の同級生で臨済宗の著名な禅僧となった中川宗淵《そうえん》師との縁から生まれました。彼の紹介によって安谷白雲《やすたにはくうん》という曹洞宗の禅僧と巡り合い、その元で禅の修行を始めたのです。

当時の私は、小学校4年生くらいだったと思います。父が禅をしていたことは知っていましたが、私としてはもちろん関心はありません。しかし、毎週日曜日になると、自宅から歩いて数分の場所にある小さな茶室を借りて、父が禅会というものを開催し始めていて、私もそこに連れていかれました。自分としては何が何だかわかりませんでしたが、知らないままに座っていました。ちなみにこの茶室は加賀百万石の戦国大名前田利家公の鎌倉別邸の庭園内にあり、とても趣がある場所でした。

初めはとにかく足は痛いし、茶室の向こうの庭園では同級生たちが遊んでいたものですから、禅を組むのが嫌で嫌で仕方がなかったのです。しかし、続けていくうちに自分自身に少しずつ変化が生まれてきました。

幼少期の私は、無口で、精神的に不安定で、気分の起伏が激しく、そして神経質でした。そうした自分が抱えている精神的な課題に対して、禅を組むことで向き合ってみようという意識が生まれてきたのです。もちろん、まだ小学生ですから、難しいことはわかりません。ただ、自分にとって何か有益なものが得られるかもしれないという感覚を無意識に持っていたのだと思います。

## ある日突然、父が見性する

ある晩、父と母が寝ている寝室から、父親の大きな笑い声が聞こえてきました。それはものすごく大きな声で、隣の部屋で休んでいた私の耳にも大音量で響いてきました。私は、「何事か」と飛び起きて、慌てて両親の寝室に入ると、そこには、父が拳で自分の腿《もも》を叩きながら「やった」、「やった」と言って大きな笑い声を立てていたのです。叩いた部分の腿が内出血し、長い間紫色にふくれ上がっていたほどです。

その日はちょうど、上の部屋には客人が来ていたので、不審に思われてはならないと考えた母が、笑い続ける父の口元を懸命に押さえつけていました。にもかかわらず、父の大爆笑は止まりません。

「ワハハ、ワハハハ、ワハハ」

私は、父は気が狂ったのだと思いました。

後になってわかったことですが、それは気が狂ったのではなく、禅の世界で言うところの「見性《けんしょう》」もしくは「悟り」という体験だったのです。

「見性」について解説することは極めて困難なのですが、敢えてひと言で表現をすれば「一人一人の人間の存在は、別々に存在しているように見えて、実は一つの存在である」ということを体験的に発見することと言えます。

見性体験には深浅の差がありますが、父が体験した見性は、非常に大きなかつ深い見性体験だったようで、それが故に父はその後、禅の世界で名が知られるようになりました。世間で言うお釈迦様の「悟り」というのは、簡単に説明しますと「最高レベルの見性体験」ということになります。お釈迦様の「悟った」時の言葉として「天上天下唯我独尊」という言葉が残っていますが、お釈迦様は自分だけが偉いとおっしゃったわけではなく「自分と世界は一つの存在である」ことを表現されていたのです。

この体験を境に、父は、本格的に禅修行に取り組み始めました。

## 医師だった母の奮闘で家計も安定

ちなみに、その後の我が家の生活、経済状況はどうだったかというと、徐々に安定していきました。実は、私の母は医師免許を持っており、父の事業が軌道に乗らない中、危機感を強めた母が「今こそ自分が主人の代わりに家計を支えよう」ということで、医師としての仕事を開始したのです。家計が厳しい中、私が慶應大学まで出してもらえたのは、母のその奮闘によるところが大きかったと思います。

そうしているうちに、父の仕事も安定しました。満州鉱山時代、父の上司で人事部長だった方が日本に帰国後、日産グループの日本油脂株式会社（現・日油株式会社）の社長に就任し、父を日本油脂の人事担当常務取締役として採用してくれたのです。

母が医者として仕事を始め、父も上場企業の常務として働き始めたことで、我が家にもやっと経済的な安定がもたらされました。

なお、その後も、仕事のかたわら、父の禅修行は続きました。父が師事した禅の師匠である安谷白雲老師は、曹洞宗から独立されて三宝教団（現・三宝禅）という禅の普及を目的と

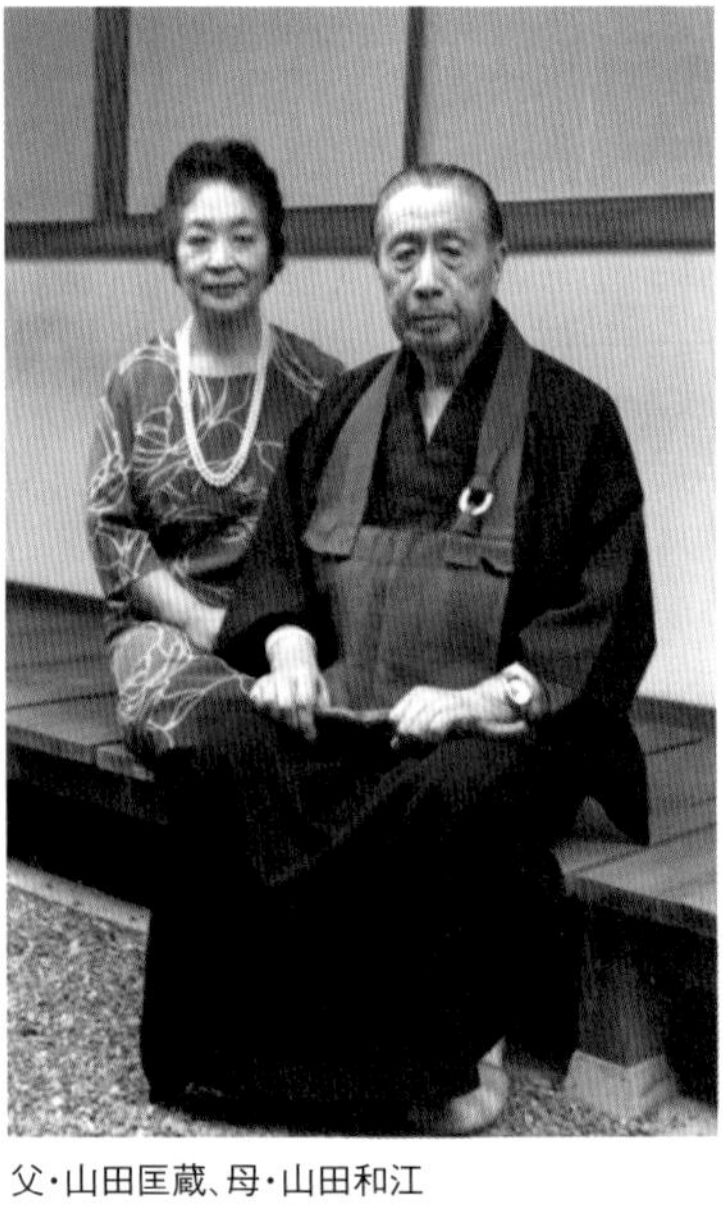
父・山田匡蔵、母・山田和江

する宗教法人を設立しました。ちなみに、「三宝」とは、仏道の三つの根源的要素である「仏・法・僧」を表します。

父は、その後、山田耕雲として、安谷白雲老師の跡を継ぎ、三宝教団の管長（第二祖）となりました。

## 本気で禅と向き合うきっかけとなった岩崎八重子の本

前述したように、私自身は、精神的に不安定という自分の内面の課題を解決するためにも禅の実践を幼い頃から続けていましたが、全力で取り組むという姿勢ではありませんでした。やはり父に言われて渋々義務的に取り組んでいた部分もあったのですが、それが大きく変わったのが、中学3年生の時の、ある1冊の本との出会いでした。

父の書斎に入り、書棚に置いてあった『八重櫻《ざくら》』という1冊の立派な装丁の本を何気なく手に取った時から、私の禅と向き合う姿勢は激変しました。その本は、岩崎八重子という方の遺稿集だったのです。

岩崎八重子は、旭硝子株式会社（現・ＡＧＣ）の創業者・岩崎俊弥の長女です。祖父は、かの有名な三菱財閥の創業者・岩崎弥太郎の弟で、弥太郎を継ぎ三菱財閥の二代目当主となった岩崎弥之助です。

実は、この岩崎俊弥もまた、非常に熱心な禅の修行者で、私と私の父が学んだ白雲老師の師匠である、原田祖岳《そがく》という明治が生んだもっとも偉大な禅師といわれる曹洞宗の禅僧の弟子でした。その岩崎俊弥が亡くなる時に、長女の岩崎八重子に対して「お前は私の跡を継いで禅の修行をしなさい」という遺言を残したのです。この父の思いを受け止めて、岩崎八重子は、禅の修行を開始します。

岩崎八重子は、病弱だったのですが、その中でも禅の修行に精進し、病床に着いていながら前述した見性体験をしました。しかもそれは極めて大きな見性体験でした。その体験の後、10日後に逝去しています。25歳という若さでした。

彼女が残した遺稿集の中に、自分の師である原田祖岳老師に対して書き送った八遍の書簡が含まれていたのです。その八遍の書簡には原田老師への報告という形で、彼女の見性体験の詳細が記述されていたのです。

後に聞いた話ですが、実は、この書簡は私の父にも多大な影響を与えていたそうで、そのことを知らずに私自身もこの本から多大な影響を受けたことは、今にして思えば不思議なことでした。私の父の著書『禅の正門』には、父自身の見性と併せて岩崎八重子の見性体験も記されています。尚、この『禅の正門』は、海外でも英訳されて多くの方々に愛読されています。

この書簡の内容についてここで詳細を記すことは差し控えますが、私がこれを読んだ時の衝撃は忘れられません。父の書斎の中で独り、引き込まれるように読みふけったその時に初めて、私は、本気で禅と向き合おうと決めたのです。「やらなければならない」と思ったのです。

## 禅は、宗教ではなく体験

臨済宗・曹洞宗《そうとう》に代表される座禅を用いた修行を行う仏教の宗派のことを「禅宗」と呼びますが、自分以外の存在としての神や仏を信じ、その教えに従うというのが宗教とすれば、**禅自体は宗教ではありません。禅というのは、座禅という行為を通して、本当の自分自身を体験的に発見することを指します。**

仏教の開祖である釈迦について少し確認しておきましょう。その姓名は、サンスクリット語の発音では、「ゴータマ・シッダールタ」となります。

シッダールタは、インドのコーサラ王国を治めるシャカ族の王子として生まれました。いわば、社会的にも経済的にも恵まれた何不自由ない身分だったのですが、成長するにしたがって、大きな苦しみや悩みに直面します。それが、「四門出遊」というエピソードが物語っている苦しみです。すなわち王宮を出て、三つの門で、老人（東門）・病人（南門）・死者（西門）の姿を目の当たりにし、世の無常について深く思い詰めるようになったのです。今どんなに若くて元気な自分でも、やがて老い、病を得、そして死んでしまう。人間として生まれたからには、誰もそこから逃れられない真実に直面したわけです。

シッダールタは、四門のうちの残されたもう一つの門（北門）の修行者になり、人間が持つ宿命的な苦悩を解決する道を見つけ出したいと願いました。もちろん、父王は大反対。あれこれ策を尽くして出家を断念させようとしましたが、シッダールタの志は変わることなく、出家の道へと足を踏み出しました。

断食や長時間の息止めなど、様々な苦しい修行を積み重ねていったシッダールタでしたが、なかなか苦悩の解決には至りませんでした。やがて、苦行によって得られるものはないと考えたシッダールタは、ブッダガヤと呼ばれる土地で、菩提樹《ぼだいじゅ》の下に座して、瞑想を始めました。そして、彼は大悟《だいご》し、自己の存在についての真理を悟り、仏陀になったのです。出家してから約6年が過ぎていました。

シッダールタは、この大悟（最高レベルの見性）の後、釈迦牟尼仏陀《シャカムニブッダ》という尊称で呼ばれています。シャカは「シャカ族出身の」、「ムニ」はサンスクリット語で「賢い人」、ブッダは同じくサンスクリット語で「目覚めた人・覚者」という意味です。すなわち、「シャカ族出身の賢い覚者」という意味です。「釈迦牟尼仏陀」はこのサンスクリット語を漢字で音写したものです。

話を戻しますが、禅は、釈迦牟尼仏陀が大悟を得るために用いた修行法である「座して瞑想をする」という修行法に立ち返ったものです。禅とは、何か自分以外に超越的な力を持つ神や仏を求める作業ではなく、自分自身の本質を追究し、本当の自分を発見することが唯一の目的です。「本当の自分とは何か」を体験的に発見し、その本当の自分を人格化すること、この点以外に禅の目的はありません。何かを信じる世界ではないという意味において、禅は通常の意味での宗教ではないということになります。

私も現在、禅の指導者として多くの弟子を抱えていますが、キリスト教の信者も大勢います。シスターたちもいます。牧師もいれば某有名ミッション系大学の神父もいます。彼らが受戒を授かることに対しては、さすがに私も心配になり、「大丈夫ですか」と確認したのですが、「大丈夫だ」と言うのです。ちなみに、受戒というのは、仏門に入門するための儀式（キリスト教で言うところの洗礼）です。

なぜ、キリスト教信者でありながら、禅をするのか。それは、禅を通して自分自身を深く見つめ、本当の自分を発見したいと考えているからです。もし禅に、超自然的な信仰の対象や、それに対して祈る行為があったならば、こんなことは起きなかったでしょう。

## 6年半がかりで、ついに見性を体験

さて、私自身の話に戻ります。岩崎八重子の書簡との出会いから、本格的に禅に取り組み始めたわけですが、なかなか見性を体験するには至りませんでした。特に学生時代の私は、何度も接心《せっしん》に参加しました。接心とは、一定の期間泊まり込みでひたすら禅を修することを指します。

私は、大学を卒業するまでに何とか見性を体験したいと願い、接心を繰り返してきましたが、体験に至らずじまい。就職も決まり、いよいよ大学卒業が目前に迫ってきました。山田耕雲老師という父を持ち、そのような環境で一生懸命に禅に取り組んできたにもかかわらず、一つの体験も得ることができなかったことに、私はひどく落胆し、また自分自身を情けなく思っていました。

そんな私に、父がこう言いました。

「3月末にある接心にもう1回行きなさい」

半ば諦めかけていた私は、一旦は「嫌だ」と拒否したのですが、思い悩んだ末、結局、卒業1週間前、最後のつもりで5日間の接心に参加しました。

そして、その時は、突然訪れました。接心3日目に見性体験をしたのです。

その体験を言語で解説することは難しく、無理に解説しようとすると逆に誤解を生む可能性があるので、言語解説は避けたいところなのですが、敢えて言えば、自分と、物質も含めて他の存在との境目が、消滅するという体験です。例えば、今ここに私がいて、私の目の前にコップがあるとします。普通は私がいてそのコップを見ているわけですが、私の見性体験というのはコップを見ている私が消えてしまうという体験です。私がコップを見ているのではなく、ただコップだけが存在している、という体験です。

見性体験は、その後いろいろな形で何度も起き、次第にその体験も深まってきましたが、この最初の見性に至るまでには、本気で禅に取り組み始めて、6年半が経っていました。

これが、私という存在の一つの基盤となっているのです。

## この世界は別々ではなく、もともと一つ

このような話をすると、何か特殊な人間に生まれ変わったかのような印象を与えてしまうかもしれませんが、人間が変わるわけではありません。私は相変わらず私です。ただ、世界というものの見え方が違ってくるのです。それぞれ別々に存在しているように見えるこの世界が、実はもともと「一つの世界」であるということが見えてきます。

人は、それぞれ異なる個性や特性を持って生まれ、異なる環境で育ち、異なることを考え、異なるものを欲し、異なる価値観で生きているわけです。だからこそ、自分がいて、他人がいるという認識になります。あらゆることの問題の根底には、こうした自他の差異があります。「これは俺のもの、どうしてお前がこれを奪おうとするのか」、「俺はこうしたい、どうしてお前はそれを邪魔するのか」などと、個々人だけではなく、組織も国も、そうした個々が別々に存在しているという認識から、様々な分断や問題や困難が生じてくるわけです。

しかし、自分と他人を分け隔てているものは、自分たちの意識・観念に過ぎず、本当は、この世界はもともと一つだということがはっきりとわかってくると、そうした問題や困難を乗り越える意志や力、方向が見えてきます。私はこの考え方のことを「一つの世界」と呼んでいます。

前述したような、大きな体験としての見性を体験することも重要ですが、見性体験がなければ意味がないのではありません。**そうした体験をしなくとも、瞑想をすることによって、誰もが少しずつではありますが「一つの世界」に近づいていくことができるという点が、非常に重要なポイントなのです。**それによって自分の認識が次第に変わっていきます。

## リーダーにとって重要なこと

私は、経営者を含めたリーダーと呼ばれる人たちにとって、瞑想が重要な理由は、大きく分けると二つあると思います。

一つは、**他人や全体のことを考えられるという資質が育つこと**です。

リーダーは、自分だけのことではなく他人、組織全体、そして社会全体のことを考えなければなりません。自分の利益のみ考えるリーダーは本当のリーダーとは言えません。その組織は発展しないし、そこにいる人たちがかわいそうです。また、自分の組織だけを考えるリーダーであれば、一時的にはうまくいっているように見えても、早晩行き詰まってしまいます。

禅的瞑想により、「一つの世界」に近づくことによって、自然に他人のことを考えられるようになり、リーダーとしての資質が育まれるのです。もちろん、座禅や瞑想をやったことのない一流のリーダーはたくさん存在しますが、彼らに共通しているのは、自分のことよりも他人のことを考えられる資質を、生まれながらに持ち合わせている、もしくは成長の過程で身に付けています。まさに、この点はビジネスの肝であります。

実際、様々な経営関連の書籍の中でも「自分だけのことではなく全体のことを考える」、

「自分たちの利益よりもお客様の利益を第一に考える」、「利他の精神」といったことが、共通して多く書かれています。

しかし、そうした考え方が正しいとわかっていたとしても、そのように行動することは簡単ではありません。「言われることはわかるけれども、なかなかできない」と感じてしまう方が多いと思います。だからこそ、「一つの世界」に近づく作業が重要なのだと私は考えます。座禅の瞑想を継続的に続けることで自然にこの「一つの世界」に近づくことができるのです。また、生まれつき一流のリーダーの資質を持っている方々も、その資質をさらに磨くことができます。

そして、もう一つは、これまで以上に、**閃《ひらめ》きやアイデアなど、新しい力が生まれてくることです。**

それはなぜかというと、「一つの世界」に近づくことで自他の障壁が低くなり、それによって自分の力だけではなく、そこに外からの新しい力やアイデアが流入してくるからです。世界には多くのエネルギーや知恵や創造性が溢れていますが、自他の障壁が高いと、これらの力を受け止めることができず、シャットアウトしてしまいます。自分だけで考え、自分の枠の中に閉じ篭《こも》っている限り、新たな発見が生まれないのです。自分という枠を超えて、他との障壁を取り払うことで、他からの力が入ってきます。ちなみにこの他というのは、人だけではありません。自然も、環境も含めて、自分以外のすべてを指しています。同じ景色や風景を見ても何も感じない人もいれば、深い示唆をそこから汲み取る人もいます。それは、自分と他の障壁が低いか高いかの違いなのです。

狭い枠の中に閉じ込められた自己を解放することによって、何かを成し遂げようとする力や、閃きや、新しいアイデアが生まれてくるのです。

だからこそ、偉大なイノベーションを成し遂げたビジネスリーダーたちは、瞑想を行ったのです。

# 第2章
# 私のキャリアを支えてきた禅

# 銀行マンから証券会社の設立へ

## 優秀な同期の中で誓った禅の継続

これまで述べてきたように、私は、禅をビジネスに活かそうと思ってやってきたわけではありません。また、謙遜でも何でもなく能力的にも大層なものは持っていませんでした。しかし、禅を通して新たな世界を発見するにつれて、それが結果として、仕事にも活かされ、自分の人生を切り開いていく大きな力になりました。禅と向き合ってきたからこそ、ここまで歩んでくることができたと思います。

ここからは、ビジネスパーソンとしての私の経歴についてお話ししたいと思います。

私が、大学を卒業して入社したのは、三菱銀行（現・三菱ＵＦＪ銀行）でした。同期は１６７人いましたが、入社してすぐに、三菱銀行に入ったことをひどく後悔しました。というのも、同期のみんなが恐ろしく優秀だったからです。東京大学、一橋大学、慶應大学、早稲田大学、その他一流の大学を卒業した秀才ぞろいでした。

入社して早々に新入社員全員で合宿を行ったのですが、そこで目の当たりにする彼らの優秀さには目を見張りました。それはあらゆる面においてです。与えられた課題を処理する能力、てきぱきと行動する姿勢、将棋・碁・マージャンなど仕事以外の場面においても、かないません。

私は、研修場のトイレの鏡に映った自分の姿を見つめながら、「失敗したなぁ。彼らと一緒に仕事をしても勝負にならない。出世の可能性はゼロだな」と考えていたことを今でも思い出せます。

ただ、一つ、その時に私が誓ったことは、「確かに能力ではかなわないかもしれない。しかし、俺には彼らに無いものが一つある。それは禅だ。ならば、自分は毎日必ず座禅だけはやり続けよう」ということでした。

事実、社会人としてどれだけ多忙な日々を過ごす中でも、毎朝一炷《いっちゅう》（※1本の線香が燃え尽きるまでの時間＝25分）の座禅だけは続けました。

## 座禅による集中力の向上で、ハーバード大学に合格

座禅をしながら、日々悪戦苦闘する毎日が過ぎていきましたが、ある転機が訪れます。私が入社してから3年目に留学制度ができました。2年間、給料をもらいながら、本人が希望する海外の大学に留学して、希望するものを学べるという素晴らしい制度です。様々な知見や経験を身に付けさせて将来の人材育成に繋げようという趣旨だったのだろうと思います。

私もその留学制度に応募し、幸運にも試験に合格し留学することが決まりました。

2年間もあるわけだから、何か資格を取得したほうがいいだろうと考えて、あれこれ調べた結果、アメリカにMBA（経営学修士）という学位があることを知り、「これだ！」と思いました。めざすものが決まり、次はどの大学で学ぶかということでしたが、ともあれ試験に合格することが最優先ですから、スベり止めも含め10の大学を受験しました。

ここで座禅を取り組んできた成果が出始めます。

詳細は割愛しますが、MBAに関する試験内容は、知識・記憶による記述試験ではなく、自分の潜在的な能力をテストされる一種の能力／適性試験でした。つまり、いかに集中力を持って試験に臨めるかが合否を分けるのです。私はこの試験の前に、特別な勉強は一切せ

ず、座禅だけを組んで集中力を高めて挑みました。

結果としてハーバード大学、マサチューセッツ工科大学、スタンフォード大学など、受験した大学すべてに合格することができたのです。元々勉強してきたことが功を奏したのではないかと思われるかもしれませんが、そうではなく、座禅によって集中力が高まったことが勝因だということを強く感じました。

## ＨＢＳでの困難を乗り越えさせてくれた禅の存在

少し、ＨＢＳ時代について触れたいと思います。

ご存知の方も多いと思いますが、アメリカの大学は日本の大学と授業の進め方や評価の仕方など、異なる点が多々あります。日本では、教授の話を聞いて、ノートに写して、それを覚えて、筆記試験で良い点数を取ることができれば、好成績を収めることができます。しかし、ＨＢＳでは、クラスパーティシペーションといって、点数の半分は、その教室でどのくらい活発に議論に参加したかによって決まります。私はある程度の英語ができるといってもさほどのレベルではありません。しかも、日本ではそうした授業の経験がほとんどありませんでしたから、これには、本当に苦労させられました。

60～70人も学生がいるクラスで議論がスタートすると、一斉に学生が手を挙げて我先にと発言をするのですが、正直、何を言っているのか私には理解できなかったのです。また、発言しようにも議論の流れが見えないので、手を挙げることすらできません。これには本当に参りました。「これじゃあ、落第だな」と半ば本気で思いました。

私は、こうした状況の中でも毎朝座禅を組み続けていました。禅によって、気持ちが落ち着き、不安感が薄れていくと同時に一つのアイデアが閃きました。それは、「とにかくいちばん初めに手を挙げよう」というアイデアです。

議論が一旦始まってしまうと何を言っているのかわからなくなり手を挙げられないのですが、いちばん初めに手を挙げれば、テーマについて自分が思っていることを、とにかく話すことができると思ったからです。このアイデアによって、少しずつですが議論の中に入っていくことができるようになったのです。

しかし、今度は別の壁にぶつかります。ある担当教授が日本人嫌いで、私が最初に手を挙げているのに、見て見ないふりをするのです。これには本当に困りました。そこでまた、座禅を組む中で一つアイデアが閃きました。それは、とにかくその教授と仲良くなろうということでした。アポイントをとって、教授の元を訪問して、「先生の講義は、大変素晴らしいのですが、ここがわからないので、少し教えてくださいませんか」と丁重に教えを請うことを繰り返したのです。そうこうしているうちに、私と教授の間に信頼関係が育まれ、私の挙手に反応してくれるようになったのです。

さらに、こんなこともありました。HBSで最初の試験での出来事です。科目はマーケティング。出題内容は、とある会社の経営状況に関するケースが与えられ、それに対して、経営状況を分析し、どういう戦略を実行したらよいか、ということを問うものでした。

解答は、与えられたノートに記述しなければなりません。ケースを記述した資料は膨大で試験時間は4時間。まさに集中力がどれだけ持続するかが勝負の鍵を握っていたのです。私は試験当日の朝、いつもよりも長く座禅を組んで集中力を高めてから試験に臨みました。

試験が始まってまずはその資料を読みながら会社の経営状況を把握しなければならないのですが、これがものすごく大変で、資料を読み終えてある程度の分析をして時計を見ると、すでに残された時間は30分しかありませんでした。私の隣の学生は、すでにノートを1冊書き終えて2冊目に入っているようです。あと30分ですべてを記述することは難しいと判断した私は、経営状況の分析について記述することは放棄し、持てる集中力のすべてを、アクションプラン、つまりどういう戦略を実行するか、ということだけに狙いを絞り、5項目にまとめて書き切りました。正直、落第点を覚悟していましたが、結果は私は合格点を取

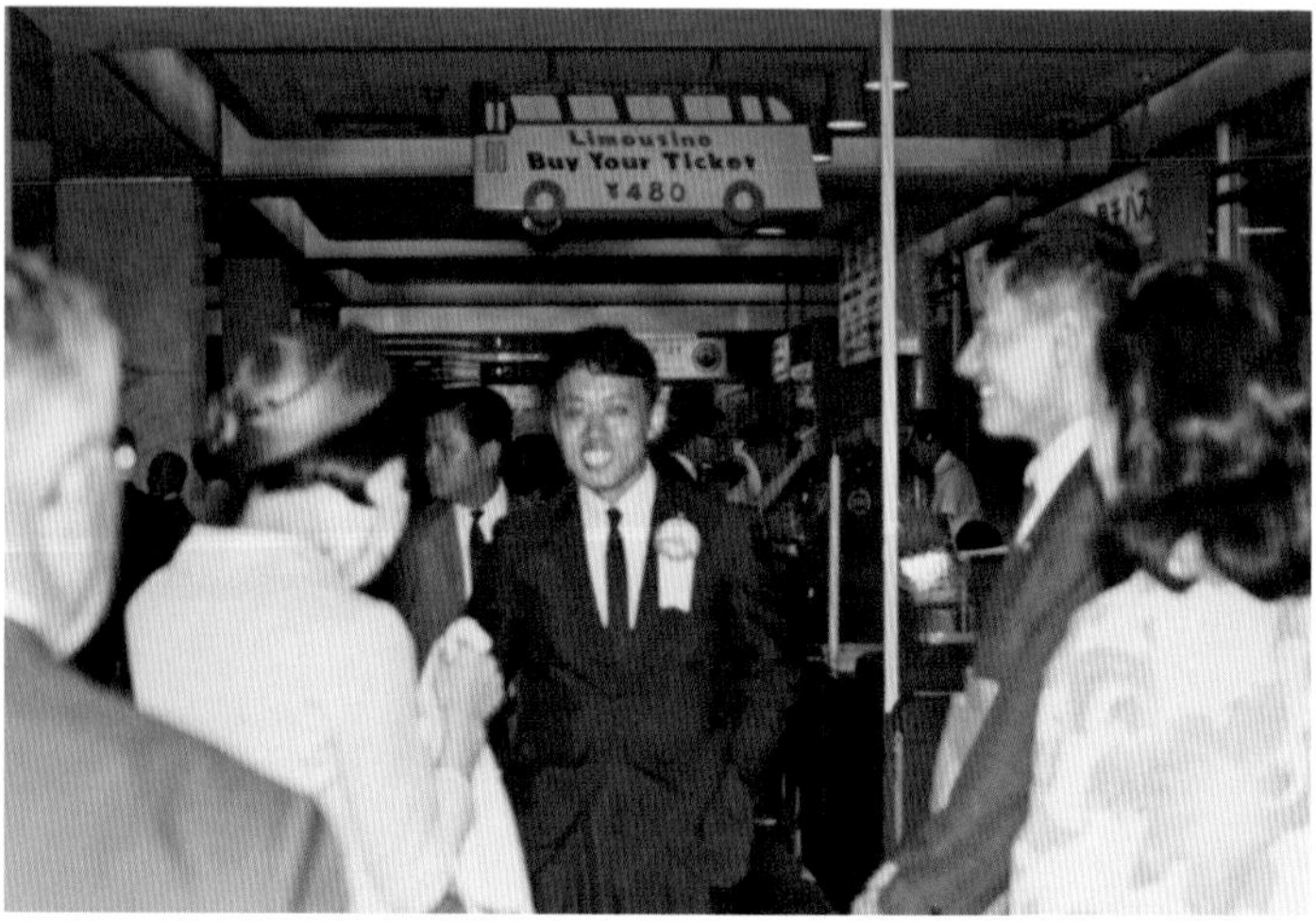

1969年、HBSでのMBA学位を取得し、晴れて帰国した際のスナップ

り、2冊目のノートを書いていた隣の学生は落第点でした。追い詰められた状態でのとっさの判断でしたが、最後まで集中力を維持できたのは座禅のおかげだと感じました。また、この時に、ビジネスの世界というのは、分析や解釈よりも「何をするか」ということが重要なのだとつくづく感じました。

こうした経験を経ながら、次第に自信を持つことができるようになり、HBSを好成績で卒業し、無事にMBAも取得することができました。毎日座禅を組み続けて、少しずつ成長することができた結果だと思います。

ＨＢＳ卒業後、三菱銀行に戻って会社員生活をリスタートさせましたが、その後、様々な出来事や貴重な体験を経て、順調にキャリアを積むことができ、最終的には１６７人入った同期の中でただ一人、代表権のある専務取締役になることができました。前述したように、入社当初の私は大した能力のない一社員で、優秀な同期に引け目を感じ、入社したこと自体を後悔したほどでしたが、**ＨＢＳを卒業し、その後やり甲斐のある仕事を任され、評価してもらえたのは、やはり禅を続けてきたからだと思っています**。

## 三菱銀行と東京銀行の合併

三菱銀行時代、私が取り組んだ大きな仕事の一つとして、１９９６（平成８）年の、三菱銀行と東京銀行の合併がありました。私は、当時、この合併を推し進める、三菱銀行側の責任者の一人（取締役企画部長）として東奔西走しました。

東京銀行の前身は、１８８０（明治13）年創業の横浜正金銀行で、この合併までは、日本で唯一の外国為替銀行として独自路線を歩んでいました。合併比率は持ち株ベースで１：０・８。事実上、対等合併という形の、外国為替銀行である東京銀行のブランド性と、三菱銀行のボリューム力が、互いに補完し合う非常に合理的な合併でした。

しかし、企業の合併を体験されたことがある方はご理解いただけると思いますが、もともと別々だった会社が一つになることで様々な軋轢が生まれ、想定していない出来事がたびたび起こりました。しかし、そうした状況においても禅によって得られた「一つの世界」のマインドによって自分や自社のことだけではなく、会社組織全体、そして外部組織のことも含めて考えることができ、様々な困難を乗り越えて合併を実現できたことには大きな達成感がありました。なお、最終的な役員人事は、会長が三菱銀行から、頭取と副頭取が東京銀行から、専務が三菱銀行から出るという、たすき掛け人事となり、合併4年後、私自身がその専務に就任しました。

余談になりますが、合併直後の私はロンドンに赴任し、欧州全体の管轄をする常務取締役として仕事をしていましたが、この時代の私の自慢話の一つがエリザベス女王と懇談できたことです。ロンドンに赴任して1年が経った頃、エリザベス女王が、ロンドンの金融機関のトップたちをバッキンガム宮殿に招聘《しょうへい》し、慰労のためのパーティーを開いてくださったのです。参加したのは、イングランド銀行の総裁をはじめ、各金融機関のトップたちで、日本人として招聘していただいたのは私だけでした。パーティーでは、エリザベス女王と直接会話をすることができました。女王陛下が、「日本の経済はどうですか」、「御社はどれくらいロンドンで業務展開されているのですか」などの質問をしてくださいました。私にとってはとても思い出深いひと時でした。

## 三菱証券を設立し、会長となる

こうした様々な貴重な体験をさせてもらいつつ、充実した数年間をロンドンで過ごし、その後、専務取締役として日本に帰国し、２０００（平成12）年には投資銀行本部担当の役員となりました。

当時は、法律上の問題で、日本の銀行は日本国内で証券業務を行うことができなかったため、大手邦銀は、海外子会社を通して証券業務や投資銀行業務を展開していました。私も、三菱銀行のロンドンにおける海外証券会社「三菱ファイナンスインターナショナル」の社長を務めたことが

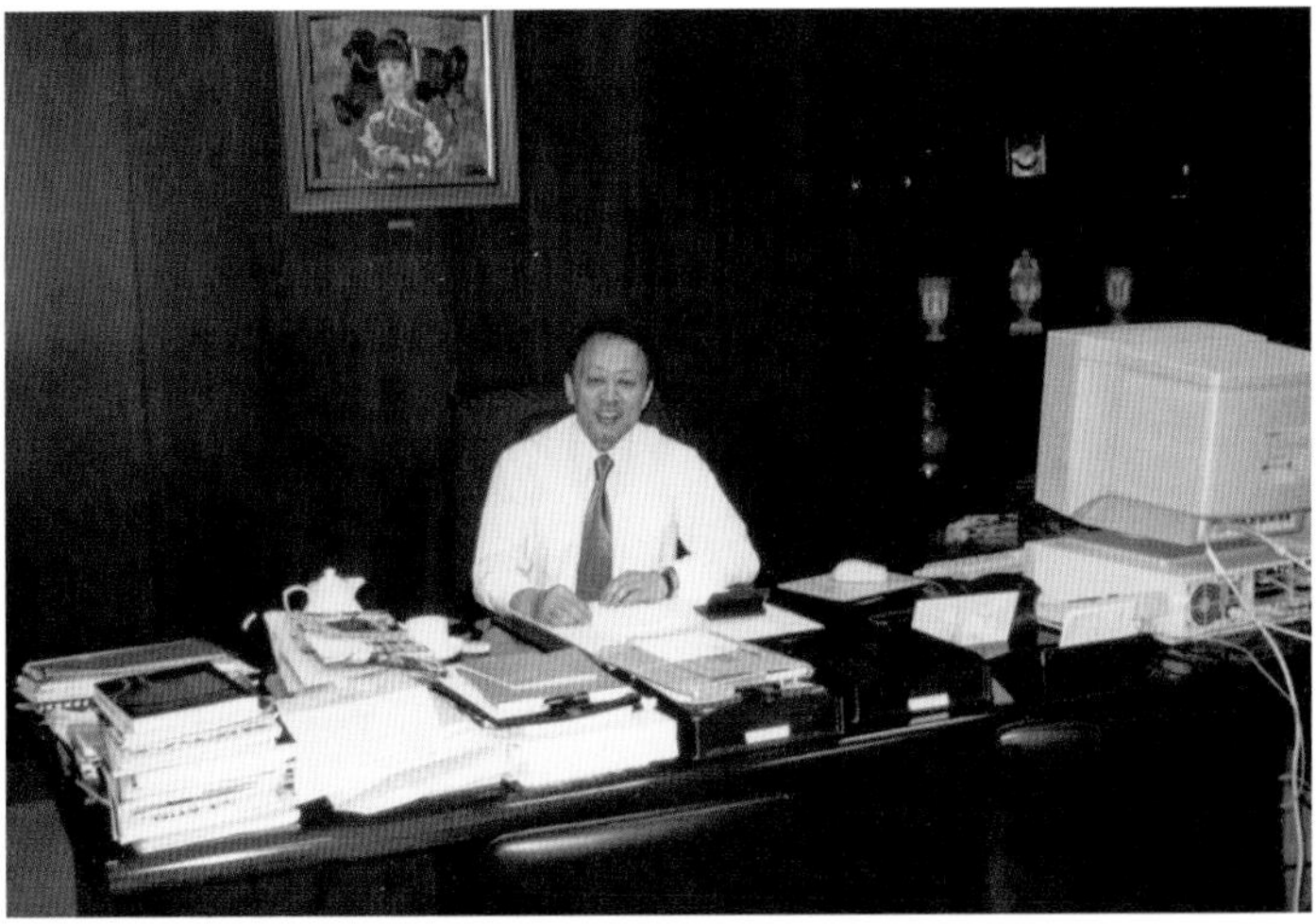

欧州駐在役員時代の執務室（1998年頃のロンドンにて）

あったため、この経験が買われ投資銀行本部担当の責任者に指名されたのだと思います。

ちなみに、投資銀行というのは、従来の商業銀行ではない、有価証券の引き受け・売買業務や、M&A業務等によって利益を得ることを主な事業とする銀行のことです。1992（平成4）年の金融商品取引法（証券取引法）の改正によって、日本の銀行も国内で証券会社を持つことができるようになったため、東京三菱銀行も新しい証券会社の設立をめざすこととなったのです。


私たちが最初に取り組んだのは、東京三菱銀行単独で証券会社を持つのではなく、海外の企業とジョイントで証券会社をつくることでした。相手は、ニューヨークに本拠を置く世界的な金融機関グループ、モルガン・スタンレーです。JPモルガンやゴールドマン・サックス、メリルリンチなどとともに世界のトップに位置する名門投資銀行です。

このモルガン・スタンレーと東京三菱銀行で、三菱モルガン・スタンレー証券という証券会社をつくるために、私は奔走しました。2年以上をかけて交渉を重ねながら、ほぼ計画が出来上がった頃に、大事件が起きました。2001年に起きたアメリカ同時多発テロ事件です。

ニューヨーク・マンハッタンにあるワールド・トレードセンタービルに、イスラム過激派テロ組織アルカイダによってハイジャックされた2機の旅客機が突っ込んだのです。ビルは崩壊して、多くの犠牲者を生みました。アメリカをはじめ、世界中に、歴史の基軸を変えてしまうほどの大きな衝撃が走りました。

実は、モルガン・スタンレーの本社も、あのビルの中にあったのです。

もはや新たな証券会社を設立するような状況ではありませんでした。ほぼ完成していた計画は、この大事件によって流れてしまいました。

結局、証券会社は、東京三菱銀行だけで設立することとなりました。それが、２００２（平成14）年10月1日に発足した三菱グループの総合証券会社「三菱証券」です。

三菱証券設立時に、もっとも苦労したことは、複数の会社をまとめて一つにしていくことでした。三菱証券は、国際証券、三菱ダイヤモンド証券、東京三菱パーソナル証券、一成証券などの多くの会社の合体企業でした。それぞれに企業文化と強み弱みがありましたが、そうした異なるものを一つにまとめ上げていくことには大きな苦労が伴いました。しかし、三菱銀行と東京銀行の合併を経験し、また、禅による「一つの世界」を体感できていたことが、この困難な局面を乗り越える大きな力となりました。

私は、この三菱証券設立後、東京三菱銀行から離れ、三菱証券の代表取締役会長に就任しました。そして、三菱証券はその後、いくつかの変遷を経て、現在の三菱ＵＦＪモルガン・スタンレー証券となっています。ちなみに、私は今、三菱ＵＦＪモルガン・スタンレー証券

ＯＢ会の会長を務めていますが、ＯＢ会の名前を「一心会」と名付けました。いくつもの企業が合体して出来上がった会社だからこそ、「心を一つにしていこう」という思いを、そこに込めました。

## 様々な革新的事業に挑戦

こうして自身の経歴を振り返ってみると、私は、どちらかと言えば、新しい分野を開拓することで自分のキャリアを展開してきたように思います。もちろん、商業銀行の営業本部で三菱グループ28社を担当する営業部長もやりましたが、商業銀行ではない新たな分野を切り開いていくミッションを与えられることが多かったです。私自身も、そうしたものにより強い興味を持って仕事に取り組んできました。

三菱銀行のニューヨーク支店の副支店長時代に取り組み成功させた事業も、当時としては相当斬新なものでした。それは、アメリカの各州政府が発行する債券に対して、三菱銀行が保証を付けるというものでした。

州政府は財務状況が悪いところが多かったので、州政府が発行する債券の格付けは必然的に低く、したがって金利は高くなります。そこに注目した私は、ミシガン州が発行する債券に対して、三菱銀行の保証を付けたのです。当時三菱銀行はトリプルAという最高位の格付けだったので、三菱銀行が保証を付けることによって、ミシガン州の格付けが上がり、発行する債券の金利が安くなり、その差額分の一部を、手数料としていただくというビジネススキームです。このビジネスは非常に当たり、当時の三菱銀行ニューヨーク支店の最大の収益源となり、また邦銀他行もこぞって同じ取引を開始したのです。

また、前述したロンドンで三菱ファイナンスインターナショナルの社長をしていた時代には、デリバティブ事業を開始しました。今でこそ一般的なものになっていますが、当時日本ではあまり知られていない事業でした。

ちなみに、デリバティブについて少し説明いたしますと、デリバティブとは、株式や債券、金利、外国為替といった金融商品（これを「原資産」という）から派生したもので、日本語では「金融派生商品」と訳されています。簡単に言うと、デリバティブ取引とは、原資産となる金融商品のリスク変動を対象とする市場取引で、具体的には先物取引・スワップ取引・オプション取引などがあります。

この事業を始めるにあたって、私は、スタッフをすべて外国人で固めました。日本人は一人もいませんでした。なぜなら、日本ではまだデリバティブについて知られておらず、詳しいスタッフが誰もいなかったからです。この新しい事業の責任者に私が任命したのは、フランス人の数学者でした。デリバティブは価格決定がブラックショールズモデルといわれるような非常に高度な数理的な世界で、数学に強くないと深い理解ができないのです。

こうして、このデリバティブ事業を、まだ広く知られていない時代から展開していったわけですが、それがやがて、全社的な事業へと拡大していきました。

私がこうした新しいビジネスにチャレンジし、そして、多くの海外の優秀な人材と抵抗なく自然に仕事をし、事業を成功させることができたのは、若かりし頃にＨＢＳで学んだこと、そして、同じく若い頃から取り組んでいた禅の「一つの世界」の考え方を持っていたことが大きく影響していると思います。

## イノベーションの力となる禅

**ここまで述べてきたように、私は、複数の企業・組織をまとめること、そして、新しい事業を切り開いていくことに自分の能力を発揮してきましたが、そこで禅が活かされていたことは間違いありません。**

禅によって自分と他人の境界が次第に薄まり「一つの世界」に近づいていくことによって、自然に組織全体のことについて考えるようになりますが、実はこのことは新しい事業を開くときに不可欠なイノベーションを起こす際にも大きな力となるのです。座禅を行うことによって、イノベーションに必要な「閃き」や「気付き」が生まれるのです。

実際、アップルコンピューターの創業者スティーブ・ジョブズなどの世界的なイノベーションを起こした起業家たちもまた、禅を取り入れていたことはよく知られています。もちろん彼らのような天才とは比べようもありませんが、非力・非才の私がこのようなキャリアを積み上げ、新しい事業を切り開いてくることができたのも、禅を継続してきたからだと思います。

## 仕事が大変なときこそ、禅の時間を長くする

仕事をしていく上で、極めて困難な状況の中で重要な決断を迫られる局面というものが必ずあります。私はそういうとき普段よりも長時間、座禅を行います。

近年は働き方改革や生産性を高めることに対して注目が集まっていますが、私の若い頃は、仕事が大変なときは寝る間も惜しんで没頭し、すべての時間を削ってでもやり遂げようとすることが一般的でした。しかし、私は少し違っていました。**大変なとき、時間がないとき、こうしたときに、より一層座禅に時間を割くのです。**なぜなら、それによって、与えら

**れた時間がより活きてくるからです。**

例えば、あと2時間後に大きな案件に対する答えを出さなければならないというときに、多くの方はその2時間すべてをその案件の対応に費やされるかと思いますが、私は、30分座禅を組んで、残りの1時間30分でその仕事に取り組みます。「そんな時間もったいない！」と感じる人もいると思いますが、実はそのほうが、より密度の濃い、そしてより精度の高い時間となって、かえって良い結果に結び付くことが多いのです。その理由については第4章で詳しく説明します。

# イトーキの会長として、発展を支える

## いくつかの出会いが結んだ、イトーキとの縁

話を私のキャリアに戻します。

私は、東京三菱銀行専務取締役や三菱証券代表取締役会長、東京急行電鉄常勤監査役等を歴任しながら、2005（平成17）年6月に株式会社イトーキの取締役に就任しました。2007（平成19）年6月には、代表取締役会長に就任し、現在に至っています。

私がイトーキに来るきっかけとなったのは、突然のアプローチによるものでした。私が三菱証券の会長をしていた頃、ある日突然、それまで面識のなかった鈴木昭さんというイトーキの取締役の方が、私にアポイントを求めてきたのです。面談をしてみると、鈴木さんはいきなり大胆なことをおっしゃいました。

「山田会長、イトーキに来てくれませんか？」

突然の申し出ではありましたが、私とイトーキはまったく縁がなかったわけではありませ

んでした。というのは、実は、私の妻が、イトーキの創業者・伊藤喜十郎のひ孫であり、三代目伊藤喜十郎の長女だったのです。

私が三菱銀行に勤務していた頃、銀行の先輩が間を取り持ってくれたことがきっかけで、私と妻は結婚したのですが、だからといって別段、イトーキと関わりを持つということはありませんでした。また、三代目の伊藤喜十郎が亡くなった後に社長に就任した國島光吉氏も私と同じく銀行員で、気の合う間柄だったので、後になって考えてみれば、何かしらの縁があったのだろうと思うのですが、当時の私としては、まったくイトーキに来るなどとは想像もしていませんでした。

ということで、鈴木昭さんの突然の申し出には大変驚きましたが、当時の私は三菱証券の会長職にあったので、それを放り出すわけにはいかず、こう答えました。

「ちょっと待ってください。私はまだ三菱証券の会長としての責務があり、そういうわけにはいきません」

しかし、鈴木さんも諦めません。それで私は、遠回しに断るつもりで、

「もし、私の三菱証券での仕事が終わってもまだなお来てくれと言ってくださるのであれば、その時にまた考えましょう」と答えたのです。

私は、この件はこれで一段落したと思いました。その後は、先方からの連絡もなく数年が

過ぎ、もう終わった話だと思っていたところ、再び鈴木さんから「来てください」と連絡がありました。

その後も、様々な紆余《うよ》曲折を経ましたが、結果として、2005年にイトーキの社外取締役、そして2007年に現在の会長職に就任しました。

## 「働く」を支えるイトーキ

株式会社イトーキは創業者の伊藤喜十郎によって、1890（明治23）年に大阪で発明特許品の普及ならびに輸入品を取り扱う「伊藤喜商店」として創業しました。

創業当初は、海外から輸入された万年筆やホチキスなどの事務機器や文具などを扱っていました。ちなみに今や固有名詞になっている「ホチキス」は、伊藤喜十郎《いとうきじゅうろう》が考えた名前です（輸入当時の名称は「連続射出式自動紙綴器」だったが、これでは親しみを持って使って貰えない、と考え開発者の名前から「ホチキス」と名付ける）。1908（明治41）年には自社製品による拡充を図るべく、伊藤喜商店工作部を設立、これ以降、自社製の事務機器・文具類の開発・販売に力を注ぐようになりました。

自社製品の製造販売を開始した後は、様々な商品を取り扱うようになりました。例えば、椅子やロッカーはもちろんのこと、耐火金庫、オフィス用スチールデスクやパーティションなど、オフィスに必要とされる事務機器を製造販売し、この分野では、高いシェアを占めるまでに成長することができました。

ちなみに、この自社製品を製造する部門が後に株式会社イトーキクレビオへと発展し、株式会社イトーキは販売部門に特化することとなりました。それぞれ上場企業として経営を続けてきましたが、２００５年６月に合併統合して株式会社イトーキとなり、東京証券取引所の第一部に上場しました。

また、オフィスに必要とされる事務機器の製造・販売以外にも、医療施設や教育研究・図書施設、物流設備向け商品に加え、建材、セキュリティ機器、学習デスクや個人向け家具など、幅広く様々な製品を扱っており、現在は、オフィスの空間設計やデザインそのものの提供も行っています。

つまり、モノだけではなく、優れた創造性や高い生産性を実現し、価値あるイノベーションを生み出していくための人々の「働く」を、多方面から支援していく企業なのです。

## 巨額投資直後に、リーマンショックが勃発

私が社外取締役としてイトーキに来た時にある大きなプロジェクトが進行していました。建材を作るための新しい工場「関東工場」の建設です。

この工場で主に生産するのは、部屋と部屋を間仕切るときに使用する建材（パーティション）で、新しくビルなどを建設するときには、大きな需要が生まれます。これからさらに需要が伸びることを見越して、建材製品の生産を一括して行う新工場を千葉県千葉市に作ることになりました。

その投資額はイトーキにとって過去最大規模で、それだけ期待も大きかったのですが、ここで大きな危機に襲われました。

完成目前、4カ月前の2008年9月に、アメリカのリーマンブラザーズの経営破綻に端を発する、いわゆる「リーマンショック」が発生したのです。

## 営業利益へのこだわりが重要

リーマンショックは、アメリカはもとより日本を含む世界中に大きな打撃を与え、イトー

キにも深刻な影響を及ぼしました。

巨額の資金を投じて建材事業の工場を建てたにもかかわらず、リーマンショックによる景気悪化によって、売上が計画値に遠く及ばず、また新工場の減価償却の負担が非常に大きかった上に、他の様々な要因が重なり、結局２００９年度はグループ全体で営業利益▲50億円、当期純利益▲80億円を超える赤字を計上することになりました。

会長に就任した直後にいきなり約80億円という巨額の赤字を出したものですから、「気を引き締めて改革を進めていかなければいけない」と固く決意しました。

まず私が力を入れたのは、社内の意識改革でした。企業というものは、利益を上げなければならないというごく当たり前のことを、もう一度、社内全体に浸透させようと考えました。特に、営業利益へのこだわりを強調しました。企業は、事業そのものでどのくらいの利益を上げられるかが重要なのだと説いたのです。

私が取締役に就任する以前のイトーキは、売上一辺倒の企業文化で、営業利益などに対する社員の意識は極めて低い状態でした。そこで私はまず、営業利益と営業利益率の指標を導入し、利益をベースとした考え方を浸透させるように努めました。現在でもそのスタンスは継続しており、まだ十分とは言えませんが、着実にその方向へと進んでいることは間違いありません。

**しかし、私は「企業は利益のためだけに存在しているのではない」と考えています。**企業の存在意義というものは社会に対して価値を提供し続けることにあり、そしてその価値を測る重要な指標が「利益」なのです。

簡単に言えば、企業の存在意義というものは、自分たちも含めて社会全体をハッピーにすることです。個人も企業も社会も共に幸福にならなければなりません。

私は、こういったメッセージを折に触れながら社員に伝えてきました。

そうした取り組みを続ける中で、一時は80億円もの赤字だった利益体質は徐々に改善されました。2013（平成25）年以降は、しっかりと営業利益を生み出せる会社にすることができました。前述した通り、まだまだ改善しなければなりませんが、短期間での回復には社員の意識改革とそれに基づく努力があったと思います。

# リーダーの育成に注目される、禅

## HBSの大きな変化

私のキャリアとそのキャリアを支えてくれた禅の話は一旦以上となりますが、少しリーダー育成と禅との関係性について触れたいと思います。

個人も企業も社会も共に幸福になっていくことが重要だということを述べましたが、そのためには、何が大切か。結局、人間です。人間が「真の人間」になってこそ、政治、経済、教育、文化、技術など、我われのあらゆる活動が、「善」や「幸福」をもたらすことができるようになると思うのです。ちなみに私は、前述した「一つの世界」を正しく認識し行動できる人を「真の人間」と呼んでいます。

禅というものは、まさにそうした「真の人間」を追究するものであり、社会への貢献もそこから生まれてくるのだと思うのです。

この点について、印象的な出来事がありました。それは、本書の序章において触れましたが、２０１９年の6月、ＨＢＳの同窓会に参加した時のことです。

ＨＢＳでは、5年ごとに大学のキャンパスに集まって同窓会が開かれているのですが、多忙のためなかなか参加できなかった私は、50年目の節目の同窓会には何とか参加したいということで、夫婦でハーバード大学があるボストンを訪れました。

50年ぶりに会うクラスメートも多かったのですが、50年という月日は人を大きく変え、当時の顔写真のバッジを胸につけていても、なかなかわからない友達もたくさんいました。中には、「お前に会いたかったんだよ」と遠くから駆け寄ってくる友人もいたりして、非常に楽しく、刺激的な時間を過ごすことができました。

そんな中で、私はＨＢＳが変化していることを感じました。

私が学んでいた当時のＨＢＳは、企業経営に必要な知識と技術を徹底的に叩き込み、それをケーススタディによって実践して学ぶことで、優れた経営者を育成することを目的としていました。そして実際に、その教育法は大成功しており、多くの優秀な経営者を世界中に輩出してきました。そして、ディスカッションを通して学ぶ独特のその教育法は高い評価を得て、日本を含む世界各国の有力大学がこの手法を踏襲し経営者育成の教育プログラムが実践されています。

ところが、今から9年前、インド生まれのニティン・ノーリア教授がＨＢＳの学長に就任したことを契機に、こうした教育方法に大きな変化が生まれていたのです。ノーリア学長は、「Knowing（知識）からDoing（実践）、そしてBeing（人間性）」をキーメッセージとして、ＨＢＳに１００年に一度の大改革をもたらそうとしているのです。

つまり、**経営の本質は知識や技術ではなく、最終的には人間にある**、という強い信念に基づいて行動されているのです。

## ＨＢＳのカリキュラムとマインドフィットネス

私は、ＨＢＳ同窓会に出席するために訪問したボストンでの滞在中に、様々なご縁でノーリア学長と面識を得ることができ、学長の部屋で二人きりで話し合いました。

私が、イトーキの代表取締役会長と同時に、国際的に禅を広める宗教法人「三宝禅」の管長を務めていることを説明すると、「ＨＢＳの卒業生は多数いるが、禅の老師になったのはあなただけだ」と話が弾みました。

その時、ノーリア学長は、禅の瞑想によって「真の人間」を追究するアプローチに興味を示され一度一緒に瞑想をしてみたい、という話や、ＨＢＳのカリキュラムにマインドフィットネスを取り入れることも検討したい、という話も出ました。

世界の最先端を走っているにもかかわらず、これまでの成功体験に固執せずに常に新たな方向を模索し追求をするというＨＢＳの姿勢、先進性や柔軟性は改めてすごいと思いました。もしかしたら、その背景にはアメリカのフロンティア精神があるのかもしれません。多人種の混成によって成り立っているアメリカは、従来の成功体験に囚《とら》われず、絶えず切磋琢磨《せっさたくま》しながら、新たな境地を開こうと前進する特性があるのでしょう。

そして、このように世界の一流人材を輩出している育成機関が、企業経営に必要なものは、知識と技術と実践だけではなく、その根底にある人間性が最重要であるということに気が付き、その方向に変化しようとしていることに、私は驚きと喜びを感じました。まさにそれは、禅の目的である「真の人間」追究と同じ方向性を持っており、本人の価値観を含めた人間としての力

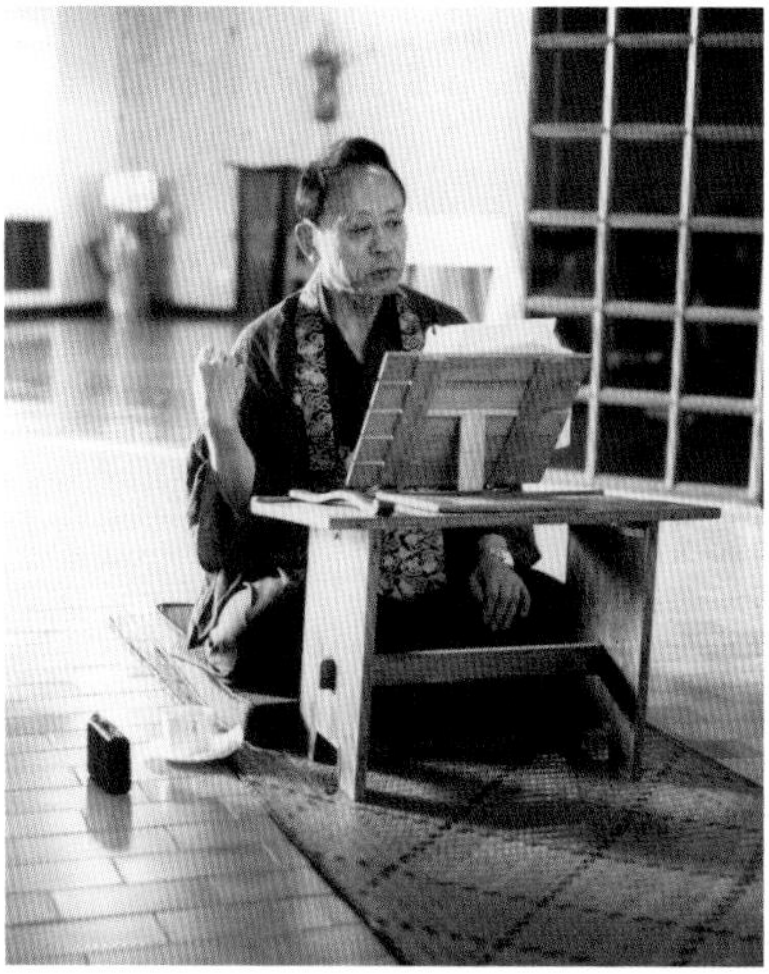

海外で禅の講義（接心での提唱）をしている著者

を鍛錬することに焦点を当て始めているわけです。

考えてみれば、マイクロソフトを創業し世界を変えたビル・ゲイツも、金儲《もう》けを目的としてスタートしたわけではありません。ハーバード大学を中退し、世界中のすべての人々にコンピューターを届けることをめざしてマイクロソフトを立ち上げ、1990年代から2000年代にかけてコンピューターテクノロジーの飛躍的な発展に大きく貢献をしました。

また、今をときめくグーグルもスタンフォード大学の学生たちが集まって、世界中のあらゆる情報をすべて無料で提供できないか、という話し合いの中から新しいビジネスモデルが生まれたのです。それが結果として、広告収入という利益の獲得に繋がりましたが、出発点はどこまでも人々をハッピーにしようということだったのです。

さらに序章で、瞑想に熱心に取り組んでいる企業家として紹介しました、アップルコンピューター創業者のスティーブ・ジョブズ、クラウドコンピューティング・サービスの提供企業セールスフォース・ドットコムの創業者マーク・ベニオフ、彼らもまた、社会課題の解決や利便性の向上を目的として活動していました。その結果、スティーブ・ジョブズはiPadやiPhoneなどを通して人々の生活を便利で豊かなものにし、マーク・ベニオフもまた顧客関係管理ソリューションを中心としたサービスの分野で活躍し、世界中の企業の躍進に大きく貢献しています。

**リーダーに必要なことは、人間としての力**。そうしたことに、今、世界が気付き始めました。そして、それを育むための手法として禅が注目されています。どうなるかはまだわかりませんが、ＨＢＳのカリキュラムに、マインドフィットネスが取り入れられるようになれば、画期的なことだと思います。

# 第3章

# マインドフィットネスを実践しよう

## たった数分の瞑想が人とビジネスを変える

# マインドフィットネスの具体的な実践方法

それではいよいよマインドフィットネスの実践方法を具体的に説明しましょう。

「座禅」と聞くと、長時間にわたって座ることで足がしびれて痛いんじゃないか、何か棒のようなもので叩かれるのではないかと心配される方もいるかもしれません。しかし、マインドフィットネスの実践をすることで苦しみや痛みの心配をする必要はまったくありません。

ただ、簡単な準備をするだけで、すぐに実践することができるのです。

マインドフィットネスを実践するためには、

**第一に、足を組み、手を組み、正しい体の構えで姿勢を整える**
**第二に、呼吸を整える**
**第三に、精神を整える**

という順番で準備をしていきます。

## STEP1 正しい体の構え方

それではまず、体の構えや姿勢の整え方について説明しましょう。

最初に、座布（座禅用の丸い座布団）を準備します。（インターネット通販などで3000〜5000円程度で購入することができます）好きな大きさや色を選んでください。

なお、一昔前までは黒色が主流だったのですが、最近はカラフルな座布が増えてきました。こういったところからも時代の変化を感じます。

ちなみに、マインドフィットネスの投資としてはこれが唯一のものとなります。これ以外、一切お金はかかりません。座布を買うことに抵抗がある人は、家にある大きめの座布団を二つ折りにして使っても、普通の座布団を2枚重ねて使っても構いません。

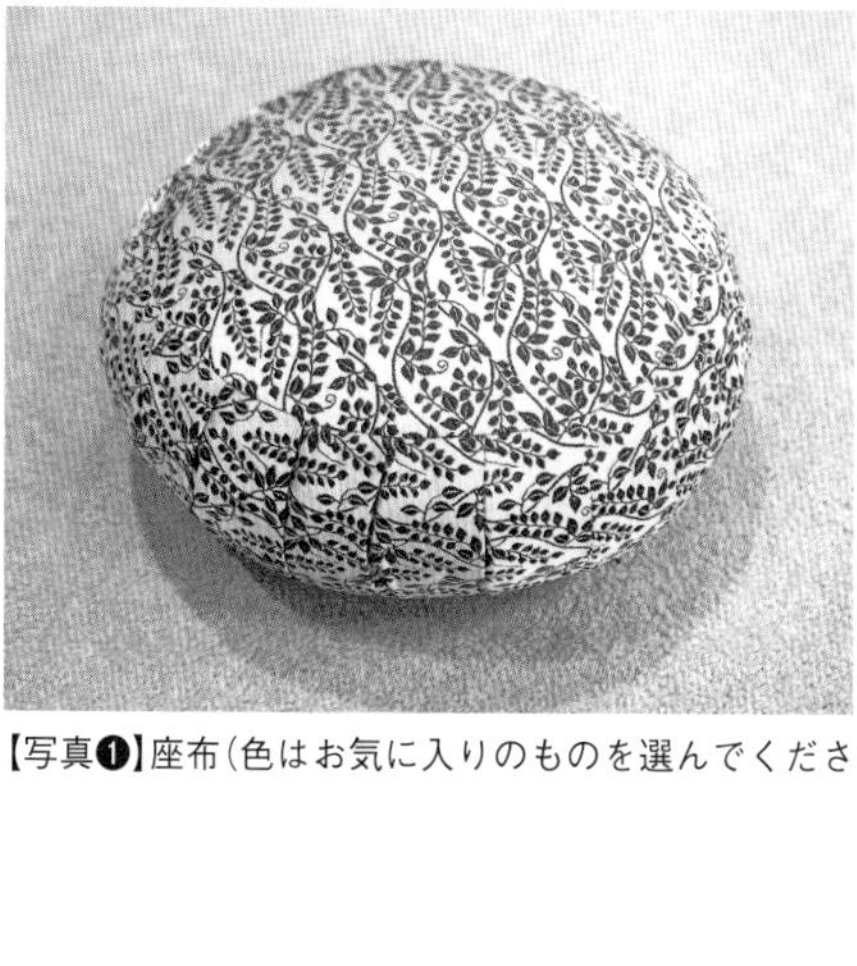

【写真❶】座布（色はお気に入りのものを選んでください）

## 結跏趺坐《けっかふざ》の座法

座布の用意ができたら、この座布の上にお尻を乗せ、最初はあぐらをかくようにして座ります。お尻を座布の上に乗せることで、足先の位置よりもお尻の位置が高くなり、その分、足への負担が小さくなります。

そうしてまず、右の足を左の腿の上に乗せます。【写真❷】

次に左の足を右の腿に乗せます。【写真❸】これが正式の座法で、結跏趺坐《けっかふざ》といいます。

なぜこのような座り方をするかといえば、座ったときの底面積、つまり、地面と体が接地する面積がいちばん大きく広くなり、坐が安定するからです。体がドシーンと安定することが大事なのです。【写真❹】

しかし、ある程度の年齢以上になって始めた場合、股関節や足腰の柔軟性が落ちるので、この結跏趺坐という座り方はなかなかできません。そういう場合は、略式の半跏趺坐《はんかふざ》をやります。

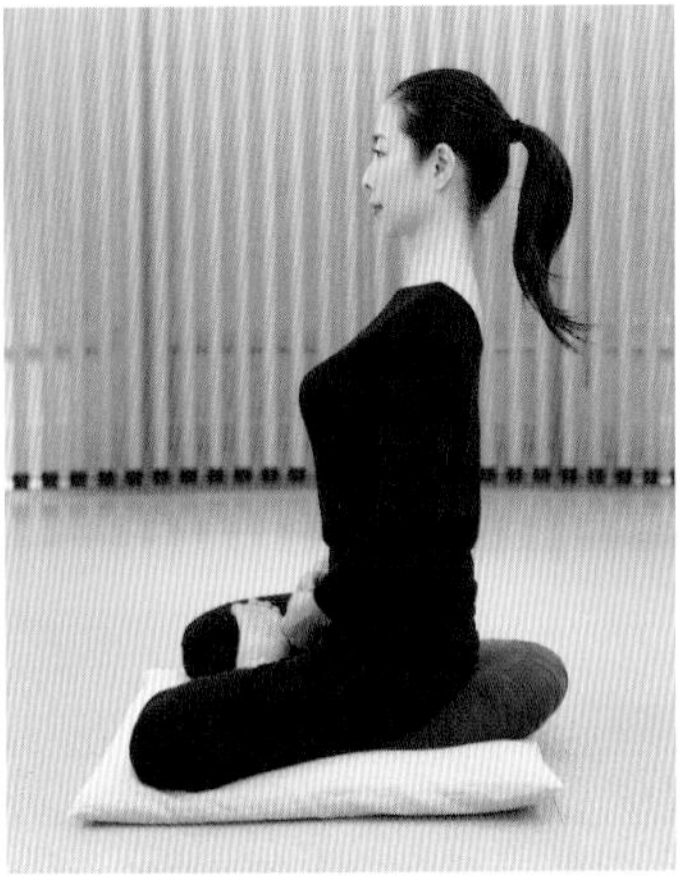

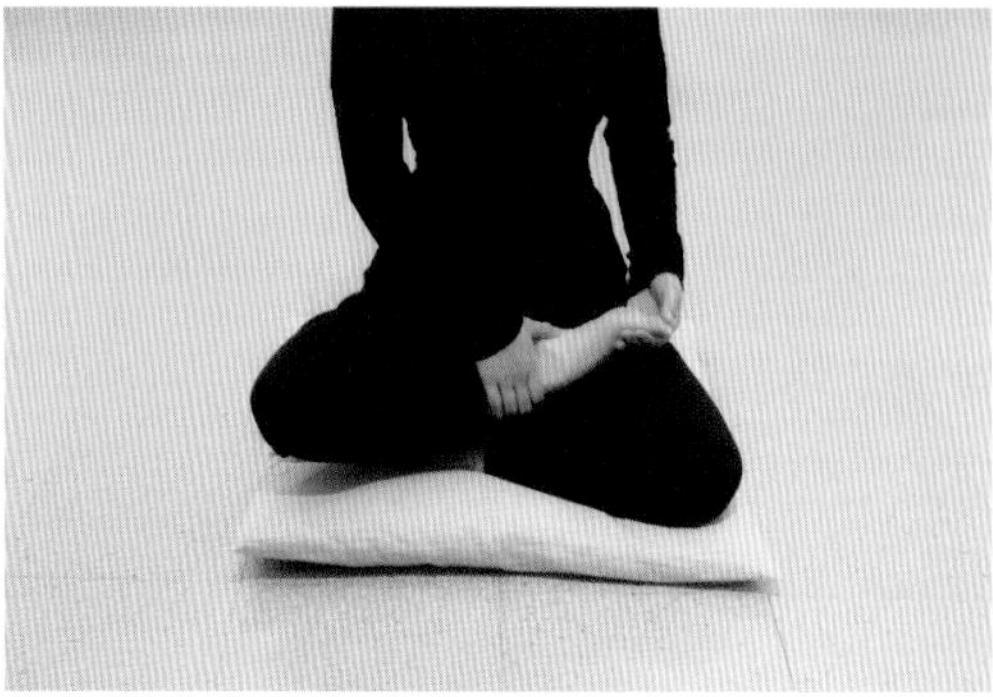

【写真❷】右の足を左の腿に乗せる

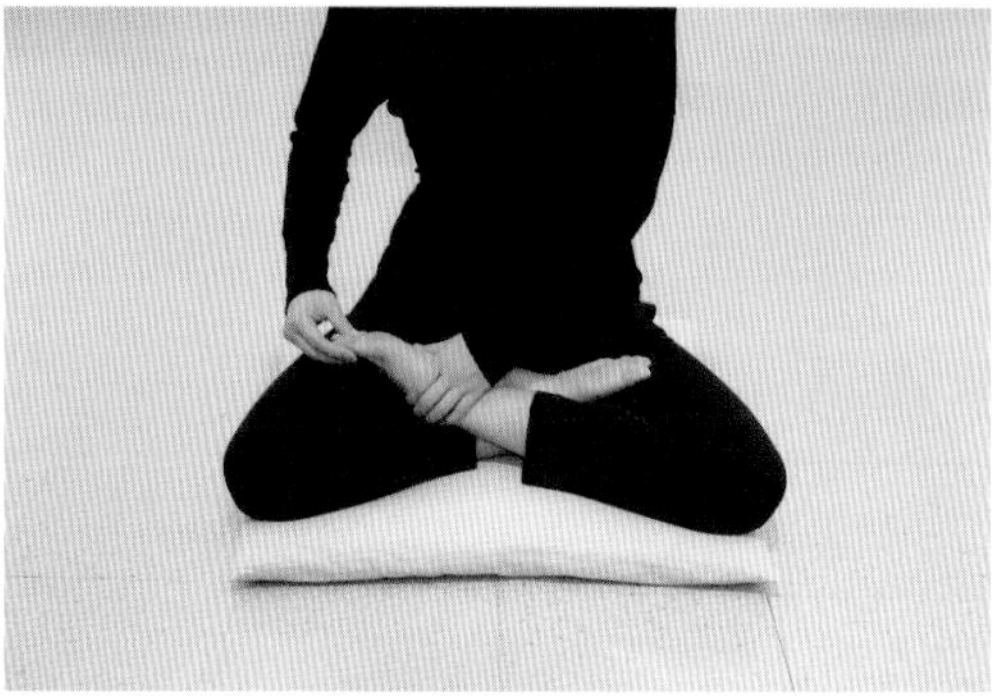

【写真❸】左の足を右の腿に乗せる

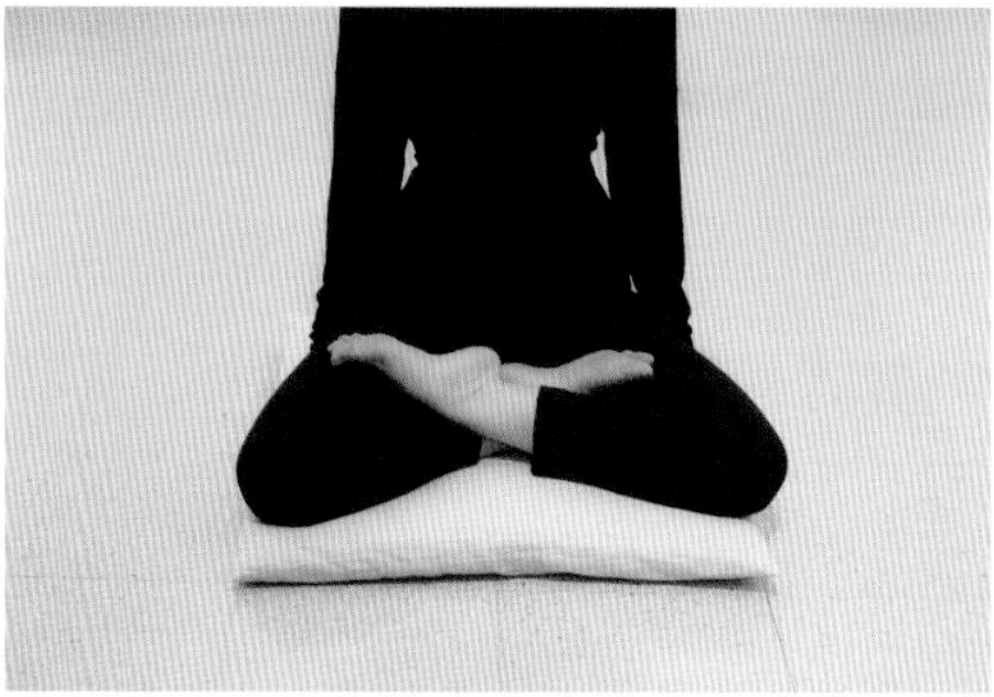

【写真❹】結跏趺坐の正しい足の組み方

## 半跏趺坐《はんかふざ》の座法

半跏趺坐とは、左の足を右足の腿の上に乗せるだけで、右の足は左の腿の下に入れておく組み方です。

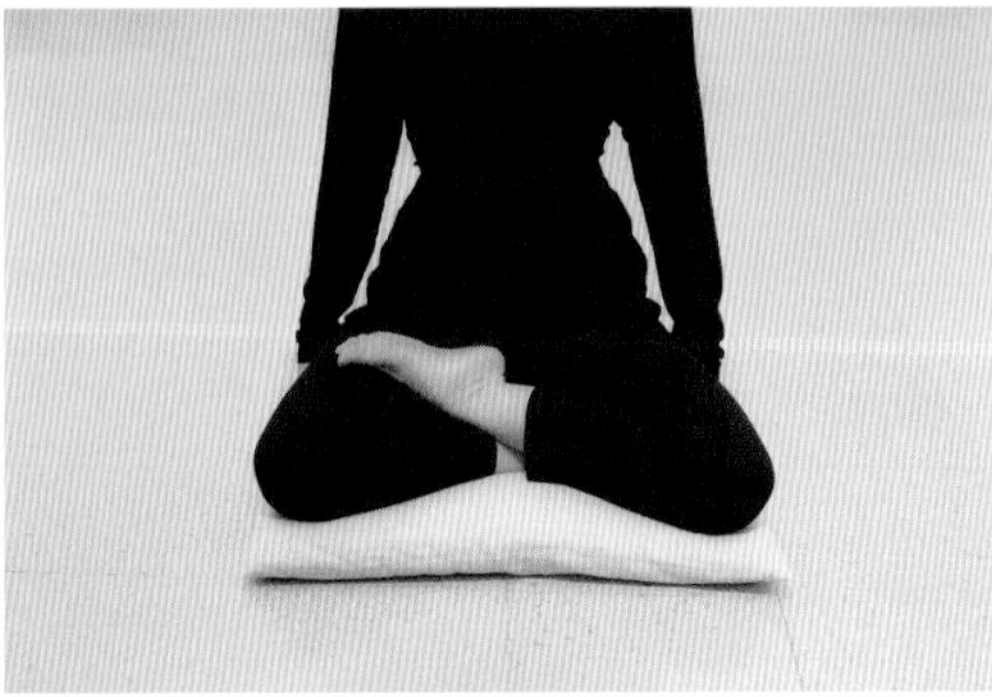

【写真❺】半跏趺坐の正しい足の組み方

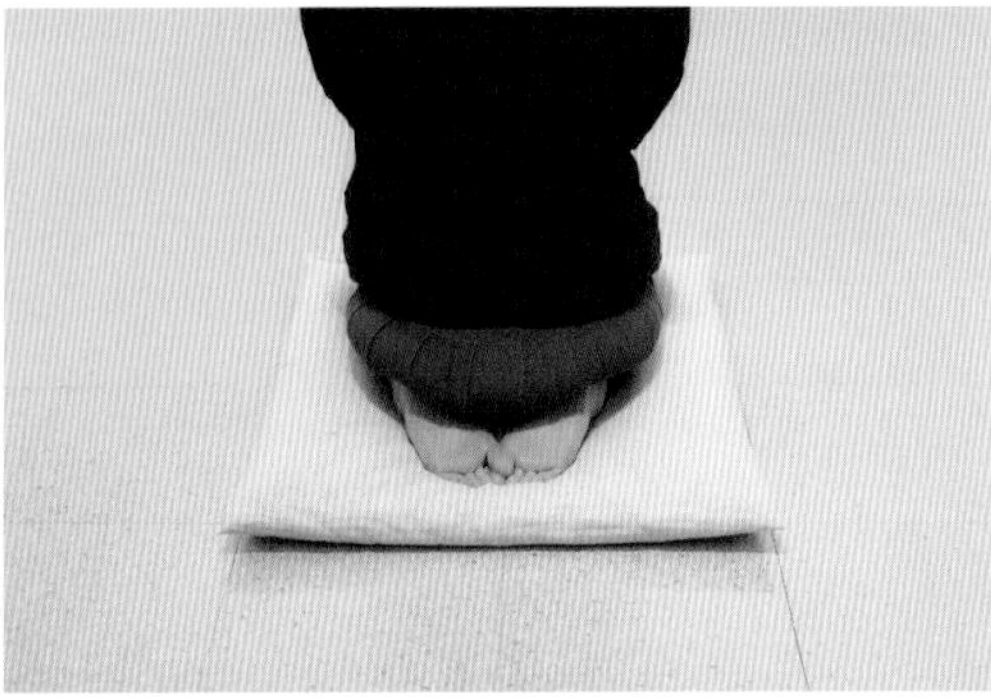

【写真❻】正座の場合

結跏趺坐も半跏趺坐も、正式にはいつも左が上ということになっています。これは、左は静的なもの、右は動的なもので、静で動を抑えるという禅の発想から来ています。ですから、左が絶えず上になるのが基本なのですが、痛くなった場合には、左右を入れ替えて逆にしても構いません。

また、半跏趺坐も難しいという方は、左の足を右足の腿まで上げず、曲げた膝のくぼみのところに納めるということでも構いません。さらに、それも難しい場合は、座布をお尻に当てて、足は普通のあぐらをかくことでも構いません。

女性の場合、それさえも難しい場合は、二つ折りの座布を曲げた足の間に挟んで日本式に座ってもよいでしょう。【写真❻】

さらに、座ること自体が難しい外国の方々には、椅子に座ってもらっても差し支えありません。【写真❼】あまり難しく考える必要はなく、個々人の体の状況に合わせて柔軟に対応してください。

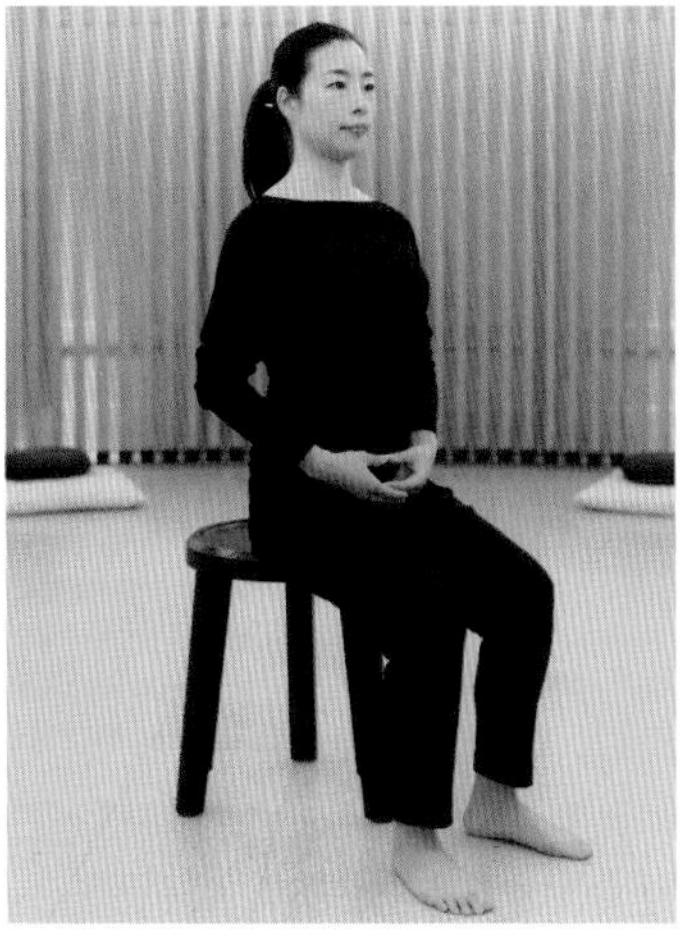
【写真❼】椅子に座った場合

## STEP2 真っすぐな姿勢で座る

次に、手の形ですが、これも右手を下にして【写真❽】、右手の手のひらに左手の甲を重ねるように置き【写真❾】、両手の親指が軽くくっつくようにして卵形の楕円《だえん》形を作り、組んだ足の上、下腹に近いところに置きます【写真❿】。

次に、背骨を真っすぐにします。そのために一度、尻を後ろに突き出すようにして体を前に倒し、そのまますっと体を起こします【写真⓫】。そうすることによって腰が真っすぐに伸びます。次に胸をすっと張り、顎を引き、首筋を伸ばします【写真⓬】。これで姿勢が整います。

その姿勢を横から見ると、耳の真ん中を通る線が真っすぐ下りて、肩の真ん中を通ります。鼻の端を通る線が真っすぐ下りて、おへそとすれすれになります。要するに、「真っすぐな姿勢で座る」ことを心掛けましょう。

イメージとしては、頭のてっぺんが天井をすっと突き抜けるようなイメージです。

なおマインドフィットネスではそこまでのことは言いませんが、禅では、個々人が個別に座っているのではなく、大きな宇宙の中で座り、それと一体になっていくというイメージで座ることを意識します。姿勢をきちんとすることによって、そうした世界に少しでも近づいていくことができるのです。

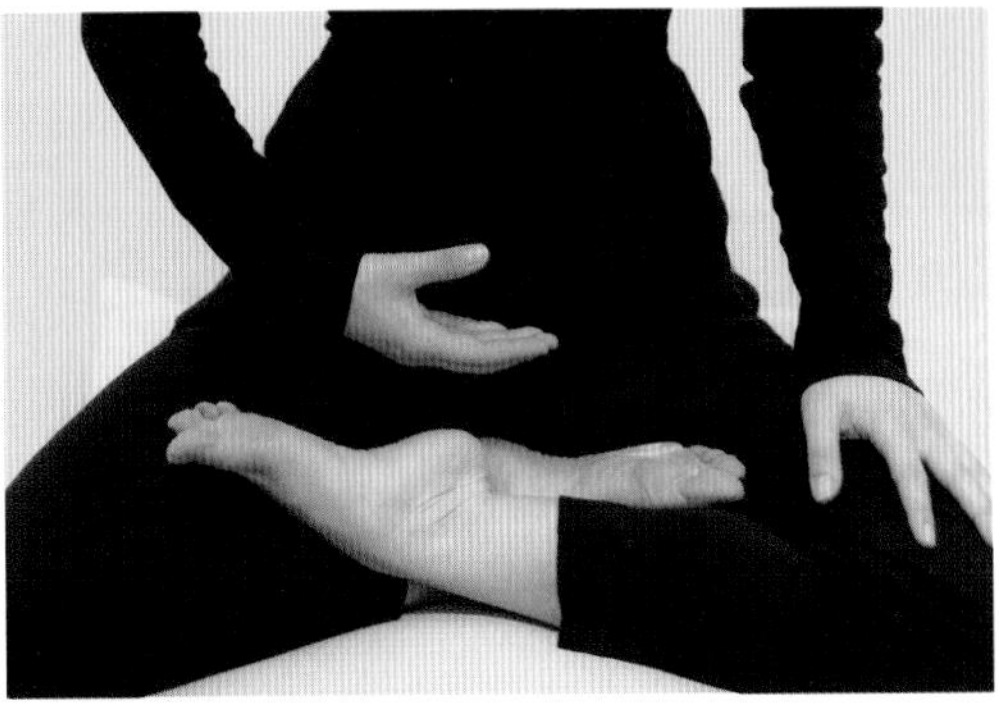

【写真❽】右手を下腹に置く

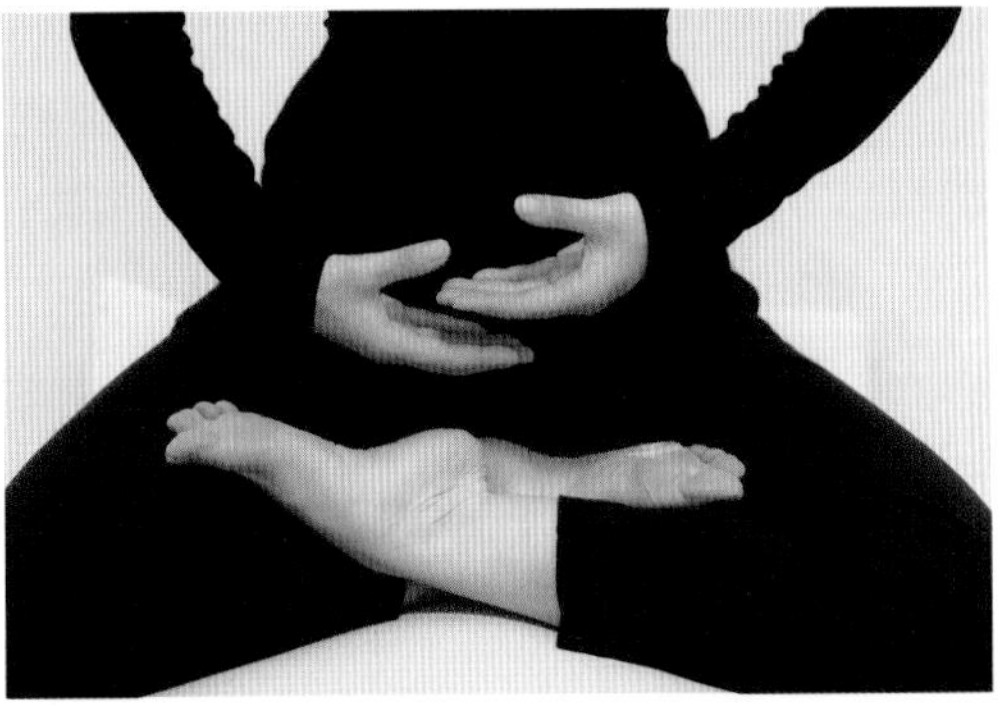

【写真❾】左手の甲を右手の手のひらに重ねるように置く

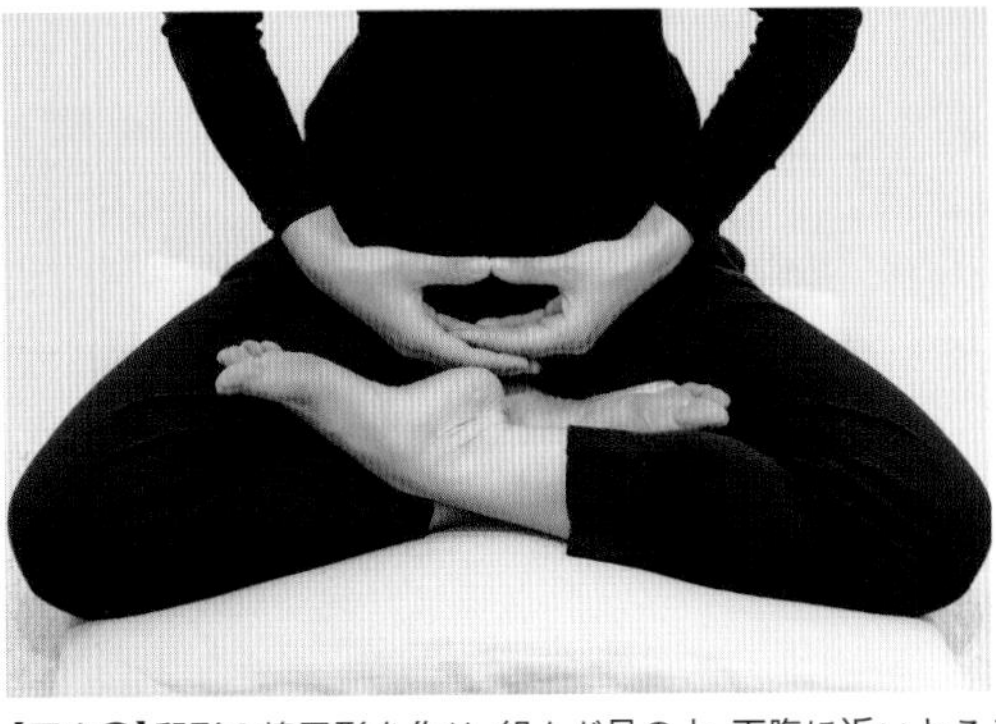

【写真❿】卵形の楕円形を作り、組んだ足の上、下腹に近いところに置く

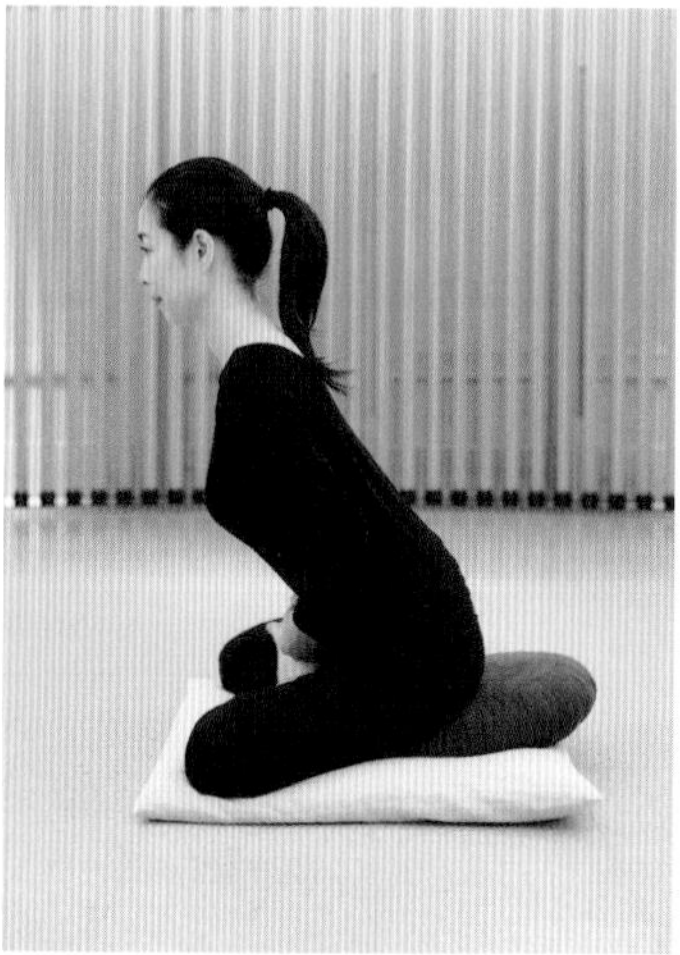

【写真⓫】尻を後ろに突き出して体を前に倒す

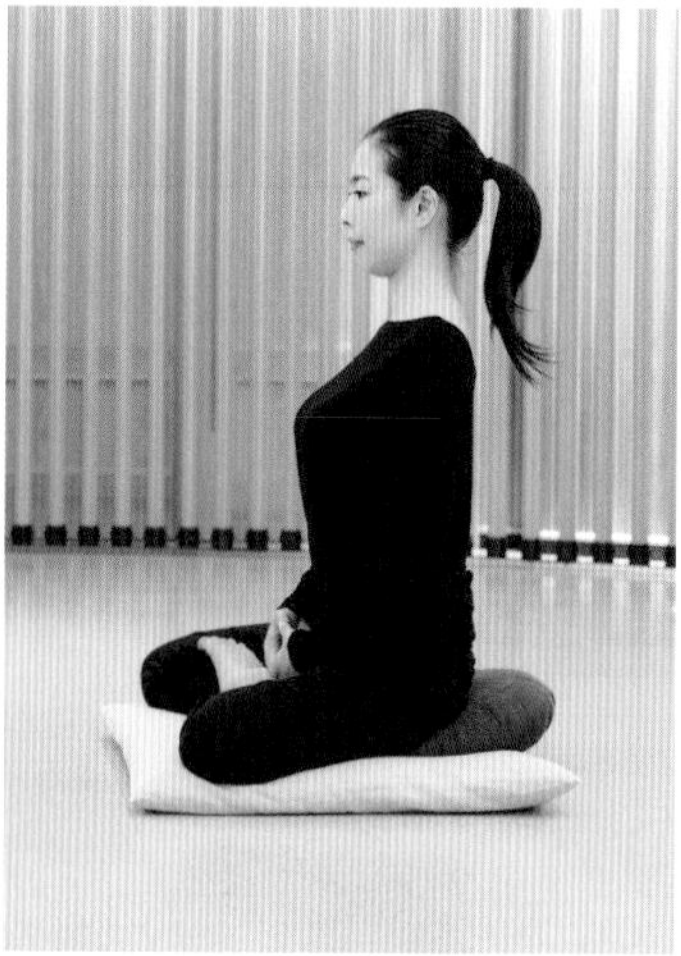

【写真⓬】胸をすっと張り、顎を引き、首筋を伸ばす

## STEP3 目は閉じずに半眼

次に、目線です。背筋を真っすぐに伸ばした姿勢で目を開くと、必然的に水平線を見るようになりますが、頭は真っすぐにしたまま目線だけを1・5mから2mくらい先の床の上に落とすようにします。イメージとしては、軽く目線を落とすくらいの感覚で、この状態を半眼といい、大きく見開いている状態でも薄目という状態でもないあまり力が入っていない自然な状態です【写真⑬】。

瞑想というと、目を閉じると思っている人が多いと思いますが、実はそうではありません。目は閉じてはいけません。目を閉じてしまうと、集中できるように思われがちですが、次第に意識がぼやけていき、眠りのほうに近づいていってしまうのです。

目を開けているので、当然ものが見えます。見えるということは、脳が活発に活動することなので、周りにいろんなものがある環境や、景色のいい場所は、お勧めできません。ご自宅で一人で座るときは何もない壁、もしくはそれに類する場所に向かって座ることをお勧めします。

この座り方を禅の言葉では「面壁《めんぺき》」といいます。

以上が、体の構え、姿勢の整え方ということになります。

ちなみに座禅会などでは、指導者が一人一人の姿勢を直します。自分では真っすぐに座っているつもりでも、そうでないことになかなか自分では気付くことが難しいからです。また、座っている途中で体が少し傾くと、それを戻すようにします。年齢的な問題や身体的な状況によって、前に傾きがちになるなど、それぞれにいろんな癖があるからです。これからマインドフィットネスに取り組まれる皆さんも慣れるまでは、この本を参考として他の方に体の構えや姿勢などを見てもらうとよいでしょう。

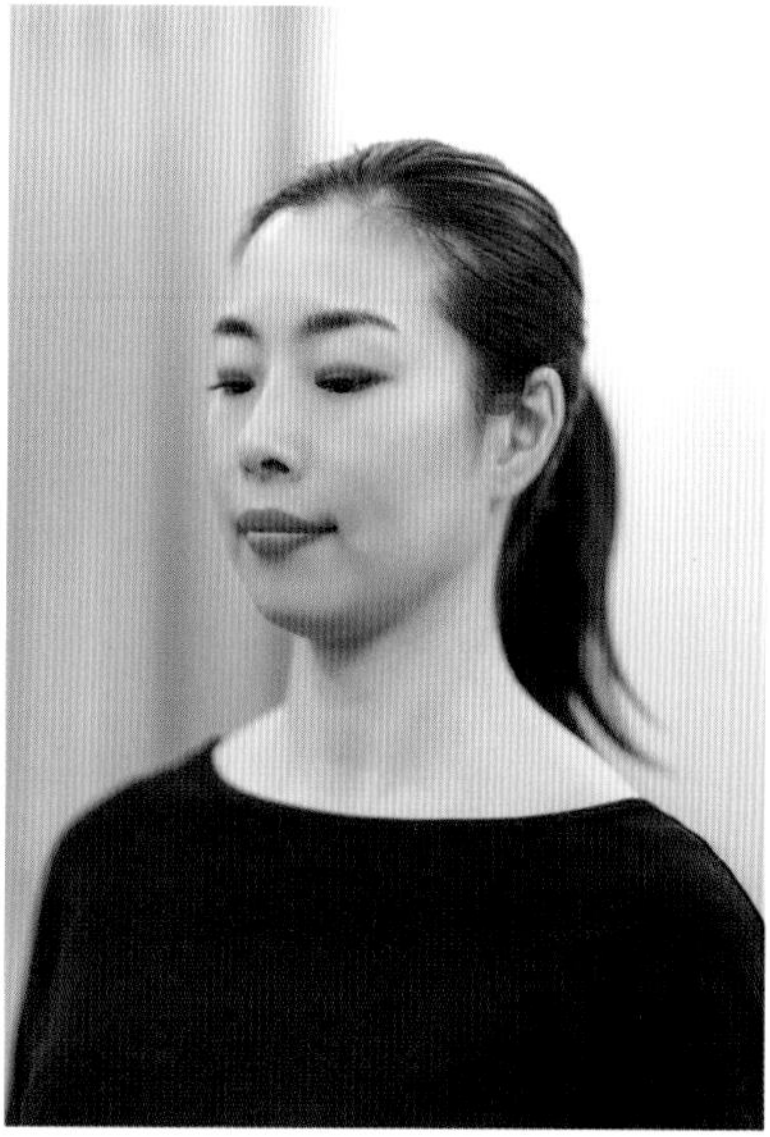

【写真⑬】半眼（目は閉じずに軽く目線を落とす）

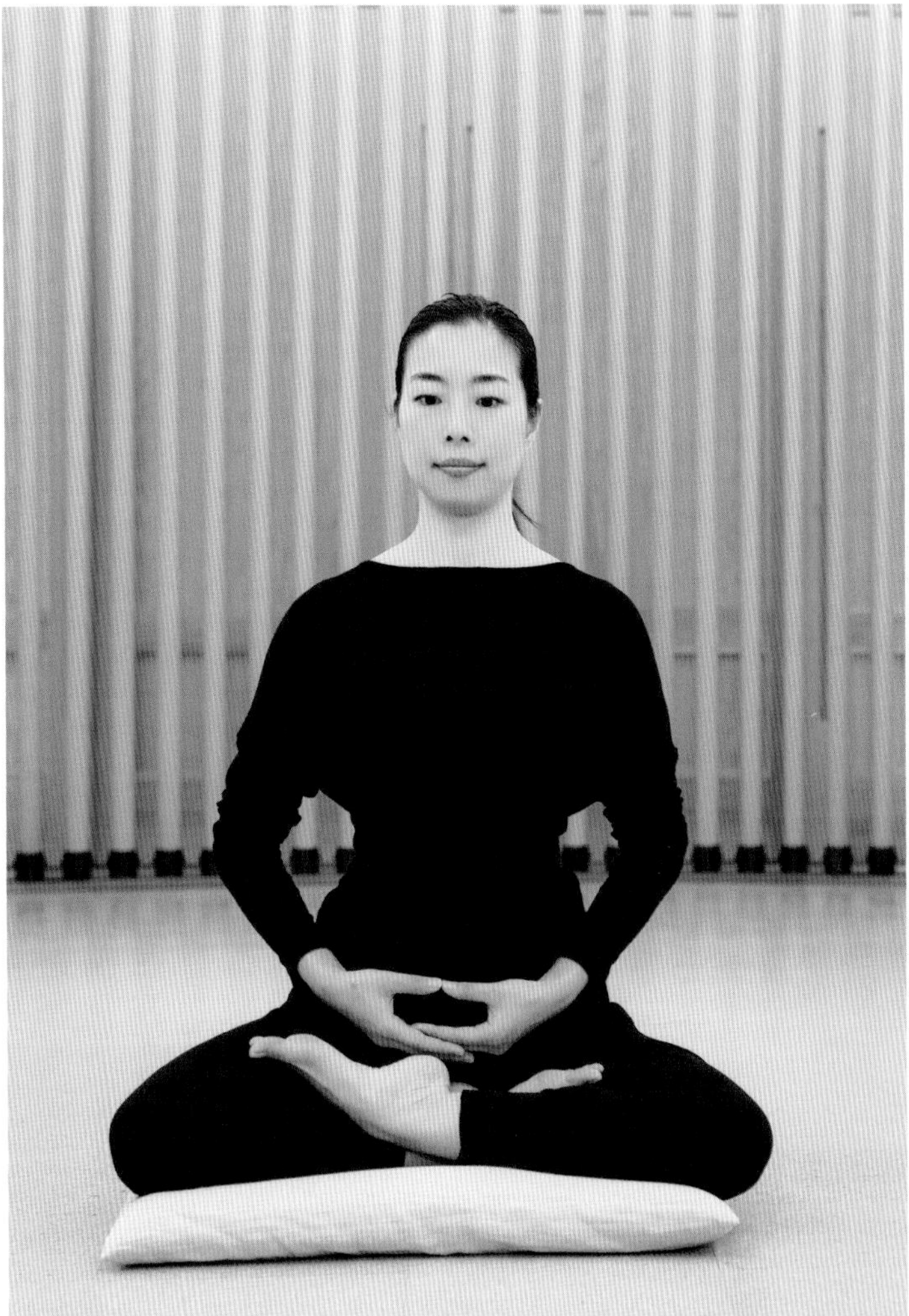

## マインドフィットネスでは、警策《きょうさく》で叩くことはしない

余談ですが、よくテレビドラマなどの演出で、修行者が禅を組んでいると、その背後から僧侶が警策と呼ばれる棒で修行者の肩や背中をパンパンと叩くシーンが出てきます。あれは何をしているかというと、本人は真剣に座っているつもりでも緊張感が緩んでくるとそれが姿勢に出てしまいます。その姿を後ろから見て緩みを矯正するために叩くのです。まずはポンポンと警策で肩を叩き、修行者が肩を下ろしたところでパンパンと強めに叩きます。音は大きいですがそれほど痛くはありません。

私が主宰する座禅会では、自分で警策を受けたいという希望者だけに対して行います。少し眠くなってきたとか、集中力が途切れてきたなというときに合掌し、警策の希望を伝え、その人だけに対して行います。

## STEP4 腹式深呼吸によって、呼吸を整える

体の構え、姿勢が整ったら、次に呼吸を整えます。

これは簡単です。最初に腹式深呼吸をします。鼻からすっと吸い込んで、胸いっぱいに

なった息を下腹にグッと落として1、2秒ため、それから静かに吐き出します。この呼吸法を2、3回行います。これによって呼吸が自然な状態になります。慣れてきたら1回でも構いません。その後は、自然の呼吸に任せます。

深呼吸が済んだら、体を左右に動かします。初めは大きく、だんだん小さくします。これを5、6回行い、真ん中で止まります。

これは何をしているかというと、いちばん安定したバランスの取れた座り方をするためです。いきなり体をガッチと固めて真っすぐに座ると、体の中心からズレてバランスの取れていない座り方になる可能性があるので、体を緩やかに左右に揺らすことで、体の中心点を探るようにして体のバランスを取り、いちばん安定した座り方ができるようにするわけです。

## STEP5 呼吸に集中して、精神を統一する

いよいよ、次のステップは精神の統一です。これが、マインドフィットネスの核心となります。

ここでは具体的な精神統一の方法として「出入息観《しゅつにゅうそくかん》」、「出息観《しゅつそくかん》」、「随息観《ずいそくかん》」という三つの方法を紹介しましょう。

まず、出入息観について説明します。

これは、出入の息を数えながら、出入の息に集中することによって行う精神統一の方法です。まず、吸い込む息に集中し「ひとーつ」と心で数えます。息に集中するときは、息をじっと見つめるような気持ちで集中してください。ちなみにこの時に声を出してはいけません。次に、吐く息を見つめるような気持ちで息に集中し「ふたーつ」と数えます。再び吸い込む息を「みーっつ」、吐く息を「よーっつ」と数え、10になったらまた一つに戻ります。

この1~10までを繰り返し行っていきます。

ポイントとしては、あれこれ理屈を考えず、ただ数えながら息に集中することが重要です。ただし、機械的に息の数を勘定することが目的ではありません。息をはっきりと意識し、息に集中することがポイントになります。

次に、出息観について説明します。

これは、先に述べた出入息観に対し、吐く息だけを数えて息に集中する方法です。息を吐く時に「ひとーつ」と心で数えながら息に集中する。その集中を維持しながら静かに息を吸い込みます。そして吐く時に「ふたーつ」と数えながら同じように息に集中します。その集中を維持しながら静かに息を吸い込み、吐く時に「みーっつ」と数えます。出入息観と同様に、息を見つめるというイメージで息に集中してください。

出入息観と同様にこれを10まで続け、また1に戻ります。これを繰り返し行います。吐く息をはっきり意識し、全力で吐く息に集中していくところにポイントがあります。

この他に、吸う息だけを数える入息観《にゅうそくかん》というのがあり、出入息観と出息観とを合わせて数息観《すうそくかん》と呼んでいます。

次に、随息観について説明します。

これは、息を数えるのをやめて、ただただ息に集中していく手法です。具体的に言えば、出る息を出る息としっかりと認識し、その息を心の目でじっと見つめ息に集中していくのです。同じく、入る息を入る息としっかりと認識し、その息を心の目でじっと見つめて息に集中していきます。ただそれだけなのです。

この集中は、薄ぼんやりしたものではいけません。はっきりとしていなければなりません。また、出入息観、出息観と同様、頭であれこれ考えてもいけません。頭の体操をストップするのです。ただ純粋に息に集中していくのです。

それでは、この三つの方法をどう選ぶか。

ここで紹介した三つの方法の特徴をまとめるとこのようになります。

出入息観……吐く息と吸う息を数えながら意識を集中する方法
出息観……吐く息だけを数えながら意識を集中する方法
随息観……数を数えずに、息をすることだけに意識を集中する方法

それでは、この三つの方法をどのように実践すればいいのか。

私は、実践の1日目にまず出入息観、次の日に出息観、そして3日目に随息観をやってみることをお勧めします。

出入息観、出息観、随息観の順番で「数」という概念から離れていくため、瞑想としての純粋性は高まっていくと言えます。しかし、いきなり随息観から始めてしまうと数からまったく離れてしまうため、初めての人には難しく感じるかもしれません。ですので、まず出入息観、出息観とステップを踏んで「息を意識する」ことに慣れていきましょう。

最終的にはこの三つの精神統一のための方法から、自分にいちばん合うものを選んで実践してください。

## 究極の瞑想法「只管打坐《しかんたざ》」

マインドフィットネスの実践メニューには入れていませんが、ここで少し「只管打坐《しかんたざ》」という瞑想法について触れておきたいと思います。

「只管」は、日本読みにすると「ひたすら」と読みます。「打坐」の「打」は「うつ」という字で強調するための表現で、つまり「打坐」とは「ぶっ坐る」という意味です。要約すると「只管打坐」とは「ひたすらただ座る」という方法になります。数息観、随息観は数や息を使って瞑想を実践し集中度を深めるものです。いわば、杖《つえ》を頼りに歩いてきたようなものと言えますが、只管打坐ではその杖を捨ててただ座るのです。

そう言ってもなかなか要領を摑《つか》むのは難しいので、最初から「只管打坐」を実践することはお勧めしません。しかし、マインドフィットネスを取り組む中で、将来的にこの手法を使う段階に至る方が出てくるかもしれませんので、取り組み方だけ説明しておきたいと思います。

まず、姿勢、足の組み方、手の組み方などは今まで説明した方法と同じです。しかし、心の持ち方が違います。息や数を意識から捨て去り「凜《りん》」とした心の状態で「ただ」凜然と座るのです。この心の状態を想像しやすいように、二つほど例を挙げて説明します。

一つめのイメージは、オリンピックの射撃の選手が精神を集中して、的のど真ん中を打ち抜こうとまさに引き金を引こうとする、その精神の緊張感と集中度で座ります。

二つめのイメージは、やや現代にはそぐわないかもしれませんが、昔の武士の真剣勝負のイメージがあります。真剣を抜いて向き合ったときの心の状態です。少しでも油断すれば斬り込まれる、また相手に少しでも隙があれば斬り込んで相手を倒す、そのような緊張感と集中度の心の状態で座ります。

そして、この二つの緊張感のイメージと同時に、富士山が青空に凛としてそびえる、そのような心の状態を維持するのです。

余談ですが、私が想像するに、宮本武蔵のような剣の達人たちは、おそらく只管打坐をやっていたのではないかと思います。緊張感の中で心を研ぎ澄ますその状態は、只管打坐も剣の道も共通しているように思うからです。

「只管打坐」は、もっとも純粋な瞑想法と言えるでしょう。この方法は、禅の世界で伝わってきたものです。古代インドの釈迦牟尼仏をはじめ、中国の歴代の禅の祖師方、真の禅を中国から日本に持ち帰った道元禅師、その継承者の祖師の方々、みんな、この只管打坐で修行をされました。

# マインドフィットネス 実践上の留意点

前項では、体の構え方や精神統一の方法など、マインドフィットネスの具体的な実践方法について説明しましたが、ここではその他の留意点について説明していきます。

・座禅を組む際は、面壁で座る
・場所は、静かな空間を選ぶ
・空間の明るさは、半明半暗にする（明るすぎず暗すぎない）
・頻度は、可能な限り毎日（慣れるまでは1回あたり3～5分でもよい）
・時間は、1回につき最長25分（長時間座る場合は回数を増やす）
・タイミングは、いつでもよい（昼夜を問わない）
・瞑想中は、無念無想になる必要はない
・瞑想中に浮かんだアイデアや発想は、メモ用紙にポイントを書き留める

## 面壁で座禅する

家でマインドフィットネスを実践する時は、面壁で座るようにします。面壁とは、壁に面して座るという意味ですが、壁に限らず、障子や襖《ふすま》に向かって座っても構いません。要するに、向こうが見えないようにして座るのです。向こうが見えるところだと、気が散りやすいのです。

壁には、当然、ポスターなど気が散る可能性のあるものは貼らないほうがよいです。何もない普通の壁がお勧めです。ちなみに、窓の外に見える景色が美しいから、ということで景色を眺めながら座ろうとする人がいますが、これもよくありません。その美しい景色に心が囚われてしまうからです。

ちなみに、イトーキの会長室は、6~7人が座れるようになっています。会長室自体はガラス張りになっていて室外から誰でも中の様子を見ることができるようにしていますが、間仕切りのようなカーテンを部屋の隅に設置して、打ち合わせの前後などで社員と一緒に座る時はそのカーテンを閉めて座っています。

なお、一人ではなく皆と一緒に座る時は、対座といって向かい合って座る方法もあります。禅の世界でいうと、曹洞宗においてはみんなと一緒に座る時もいつも面壁で座ります。一方、臨済宗では一緒に座る時は対座で座ります。面壁と対座、それぞれに長所と短所があり、どちらが良いか悪いかは一概には言えませんが、いずれの宗派でも一人で座る時は必ず面壁で座ります。

## 静けさと半明半暗

家でマインドフィットネスを実施する場合、どんな部屋でやるのがよいか。

まずは、**なるべく静かな部屋を選ぶようにします**。静かでないとマインドフィットネスは難しいのです。特に人間の声がいちばん邪魔になります。したがって、ラジオやテレビは消してからやるようにしてください。言葉が頭の中に入ってくると、どうしてもこの言葉に脳が反応してしまうからです。一方、虫、鳥、動物などの声、あるいは波や風の音のような自然の音は、あまり邪魔になりません。また、機械音でも空調の音のような一定のリズムで聞こえるものも大丈夫です。

また、**マインドフィットネスを行う部屋は、半明半暗がよいです**。あまり明るすぎると心が落ち着きませんし、かといって、逆に真っ暗でもいけません。そう暗くもなく、そう明るすぎることもない部屋が望ましいです。そして、部屋の中が乱雑になっているのもよくありません。気が散ってしまいます。すっきりと整理整頓されている部屋で座るほうが、効果が大きいです。

さらに、季節的なことで言うと、夏は涼しい部屋を、冬は暖かい部屋を選ぶのがよいでしょう。夏、汗がダラダラ流れるほど暑い部屋や、冬、寒さにガタガタ震えるような寒い部屋では、そのことに気持ちがいってしまって集中できません。**マインドフィットネスは苦行ではありませんから、肉体を苦しめる必要はありません**。

## マインドフィットネスの頻度と時間

マインドフィットネスの実践は、リーダー育成はもとより、日常生活の中でも大きなプラスの効果を発揮します。しかし、**マインドフィットネス効果を実現するためには「継続」することが極めて重要です**。一般的にも「継続は力なり」と言いますが、マインドフィットネスにおいては特に継続する力が重要です。したがって、マインドフィットネスは習慣づけることがとても大切です。

そして、皆さんは1回の実施時間はどのくらいがよいか、という点について気になっているかと思います。結論的に言うと、短いほうには制限はありません。たとえ3分でも5分でもよいのです。

「短い時間ではあまり効果が無いのではないか」と思われる方もいるかもしれませんが、そんなことはありません。短い時間でもしっかりと継続していくことで着実に効果が出てきます。

例えば、1日3分から5分を実行し、これを1カ月、2カ月と続けていくと、心の落ち着く状態が自分でわかってくるようになり、マインドフィットネスの様々な効果が体感できてくると思います。そうなってくると、短い時間で止めるのが惜しくなってきて、自然に10分、15分とだんだん続けたくなってきます。

つまり、本当に重要なポイントは、**毎日1回は必ず座ることを習慣づけることなのです**。そうなるためにも、最初は無理をしないで、短い時間から始めるのがよいでしょう。無理をして自分に負担をかけてしまうと、座ることに苦痛を感じてしまい、続けることが難しくなってしまいます。

まとまった時間座ったとしても、そのあと何日間も何もしないでいると、その効果がスーッと消えていきます。しかし、毎日継続していくと、その効果がじわじわと蓄積されていくのです。これは先人たちの経験知でもあります。２５００年にわたる先人たちの経験によって、この継続の重要性が伝わってきているのです。

マインドフィットネスに慣れてきて、長く座れるようになり、また長く座り続けたくなったとしても、**1回につき最長25分を目安としましょう**。宗派によって1回の瞑想の時間は異なりますが、通常、線香1本が燃え尽きる時間（一炷《いっちゅう》といいます）が約25分であり、これを1回の座禅の長さにしていることが多いです。

ちなみに、「GlobalTreehouse/AoyamaTreehouse」で実践する正式なマインドフィットネスでは、瞑想の時間を1回20分としており、さらにそのあと瞑想を続ける場合は、5分間の「歩行マインドフィットネス」を行います。この歩行マインドフィットネスとは、禅の世界では「経行《きんひん》」といい、歩きながら瞑想を行う方法です。やり方は、座った状態から立ち上がって、右手を軽く握り、胸の上に置き、その右手の上に左手を重ね、腕が一直線になるようにします。そして左を向いてその姿勢で一歩一歩ゆっくりと5分ほど歩きます。この時、歩きながら前述した瞑想（出入息観、出息観、随息観など）を継続します。5分歩いたら再び座り瞑想を続けます。

なぜ、これをするのかというと、個人差はありますが、通常精神の集中を継続するのは25分くらいが限度であり、また、座禅を組んでいると足が痛くなったり、体が固まったりと、体に無理も生じてきます。その対処方法として、歩行マインドフィットネス（経行）を行うのです。なお、25分以内（1回）で終わる場合にはこの必要はありません。

## マインドフィットネスのタイミング

マインドフィットネスを実行するのに適した時間帯・タイミングはいつなのか。

結論的に言えば、**マインドフィットネスを実施するのに悪い時間帯・タイミングというのはありません**。いつ座禅を組んでもよいのです。しかし、現実的には、日中仕事や勉強をされている方々にとって、昼間からマインドフィットネスを実行するというのは、なかなか難しいのが実情ではないでしょうか。ですので、実質的に座禅を組むタイミングは朝か夜になることが多いと思います。

理想的には、朝と夜と1回ずつ、毎日2回が望ましいのですが、継続することが極めて重要であるマインドフィットネスにおいては、無理をして途中で挫折してしまっては意味がありません。よって、まずは毎日1回で始めるのがよいでしょう。ただし、習慣化し継続することで効果が出てくることを考えると、朝に実施するか、夜に実施するかは決めておいたほうがよいです。

それでは、それぞれのタイミングでの特徴や効果について説明します。

まず、朝に実施する場合ですが、朝は周囲が静かなため座禅を組む環境に適しています。

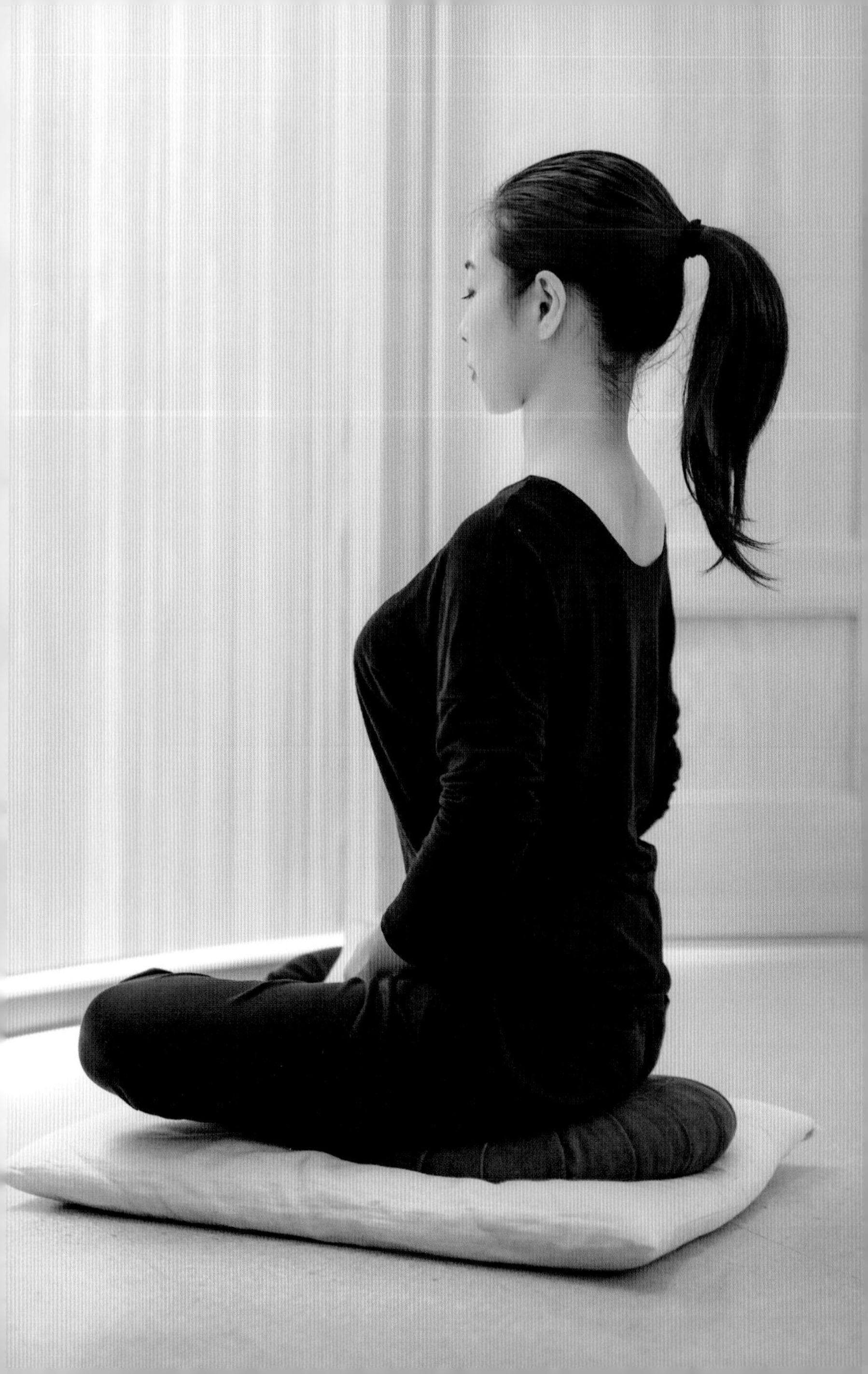

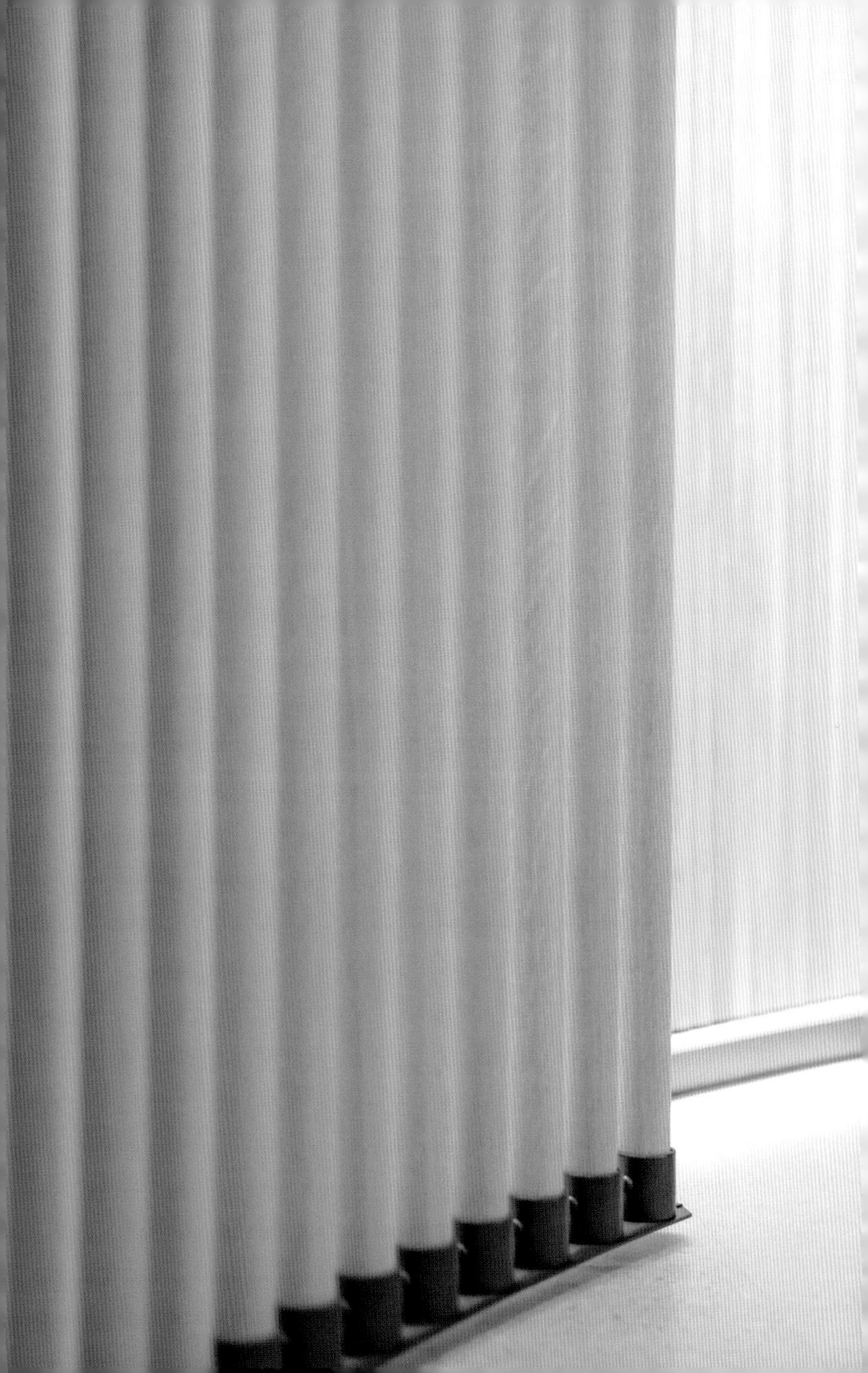

また、食事を取る前の空腹の状態のほうがマインドフィットネスを実施しやすいため、起床してから朝食までの間に行うのがより効果的です。マインドフィットネスには集中力を高めたり、アイデアなどが浮かんでくる効果があるため、朝実施すればその日一日の仕事の効率を上げることができます。ただし、朝目覚めたばかりで全身の細胞が活性化していない段階では、せっかくマインドフィットネスに取り組んだとしても十分な効果を得ることができません。そのため、マインドフィットネスを始める前に、軽い柔軟体操や屈伸運動、スクワットなどによって全身の細胞を目覚めさせてください。この一つの行程のあるなしによって得られる体感が大きく違ってきます。

次に、夜に実施する場合ですが、朝と大きく異なる点としては、就寝前に座禅するとよく眠れるようになります。おそらく、多忙な一日の出来事がリセットされたような状態になり、緊張がほぐれるためだと思います。私は朝に加えて就寝前にも座りますが、寝る体勢に入ってからわずか10秒から15秒程度で睡眠に入ります。しかも、深い眠りに入るので、4時間か5時間寝ればすっきりと目覚めることができます。しかし一方で、夜はその日一日の疲れから、座禅を組むことがおっくうになってしまうケースが考えられます。

朝・夜それぞれの特徴をまとめましたが、1日1回の実施でスタートするのであれば私は朝をお薦めします。

## 無念無想になる必要はない

マインドフィットネスで避けなければならないのは、「マインドフィットネスによって無念無想になる」という誤解です。これは、マインドフィットネスのベースとなっている禅における誤解でもあります。禅やマインドフィットネスをしていると、いろいろな想念や考えが頭に浮かんできます。目は開いているわけですから、当然物が見えますし、耳を通して音も聞こえます。これは脳細胞が活動しているのだから当然のことなのです。しかし、「禅は無念無想になるための修行」と思われている方々が多くおり、マインドフィットネス実践中のこうした体験を「瞑想に集中できていない」、「雑念があるから余計なことを考えてしまっている」などと否定してしまいがちです。これは禅に対するゆがんだ捉え方が一般に広がってしまった故の誤解なのです。頭に想念や考えが浮かんでくるのを否定することは、目を開けていて物が見えてはいけない、耳があるのに聞こえてはいけないと言っているようなもので、ナンセンスです。

ですから、**瞑想中に頭に想念やアイデアが浮かんでくることを悪いと思う必要はまったくありません**。

瞑想中に想念が起こってきたときの正しい対応は、無理に押し殺そうとせず「浮かんできた想念やアイデアを一旦横に置き、マインドフィットネスの集中に戻る」ということです。頭に浮かんでくる想念の大半は特に役に立たないものであり、気が付いたらこれは横に置いてただちに集中に戻ります。ただし、日常生活やビジネス上、有意義な新しいアイデアやひらめきが湧いてくることがあるのです。

例えば、今自分が取り組んでいる課題に対する解決策や新しい戦略のアイデアや閃きなどです。マインドフィットネスをある程度継続実行していると、わずか20分程度の瞑想中にこのような閃きが3、4回起こることは珍しくありません。しかし、そのことに意識が引きずられると貴重な瞑想の時間を失うことになります。

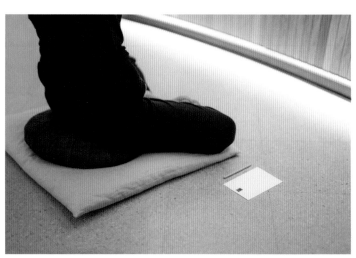

【写真⓮】メモ用紙と鉛筆を座っている横に置き、瞑想中に閃いたことを書き留めておく

そこで、家でマインドフィットネスを実践するときには、**メモ用紙と鉛筆を座っている横に置いておき、有効な閃きやアイデアが湧いたときには直ちにメモ用紙にポイントを書き留めておきましょう**。【写真⓮】

そして、マインドフィットネス終了後に、このメモを参考にしてアイデアをじっくりとフォローし、今後のビジネスやステップアップに大いに役立てていきましょう。

# 第4章
# 時代が求めるマインドフィットネス

# マインドフィットネスとは何か？

## マインドフルネスは、禅がルーツ

前章では、マインドフィットネスの実践方法を説明しましたが、本章からは、マインドフィットネスとは何か、についてより具体的な解説をしていきたいと思います。

まず初めに、**マインドフィットネスをひと言で言えば「リーダーのためのマインドフルネス」です**。私はそのように定義付けています。

それでは、そもそも「マインドフルネス」とは何でしょうか。序章でも触れましたが、マインドフルネスの原点は、仏教の修行法、端的に言えば釈迦牟尼仏が実践した瞑想法、つまり「禅の瞑想法」に行き着きます。

釈迦牟尼は、長年様々な教えや苦行を実践しながら悟りを求めましたが、なかなか悟りを得ることができませんでした。そうした中、最後にインド・ブッダガヤの菩提樹の下で長い瞑想に入り、そこでついに悟りを得て仏（覚者）となったのです。この瞑想法がのちに禅の瞑想法へと受け継がれ、それが現在に至っています。

一方で、禅は禅宗として日本の中に生き続けてきたわけですが、過去の歴史を紐解いても広く社会の中に浸透することはありませんでした。皆さんも「禅＝宗教＝限られた人たちだけの修行法」という認識を持っているのではないでしょうか。

ところが近年、この禅を取り巻く環境に変化が生じました。世界の様々なジャンルの成功者や著名人たちが、瞑想を生活の中に取り入れ始めたのです。これをきっかけとして、欧米社会を中心に瞑想が注目を集めるようになりました。

そして、日本にも逆輸入されるような形でこのマインドフルネスが入ってきたのです。禅が、もともとある一宗派としての禅宗ではなく、海外の瞑想法「マインドフルネス」として市民権を得て、今新たに日本の中でも注目されるようになってきたことは、半世紀以上にわたって禅に取り組んできた私にとって、とても面白い現象だと感じています。

【日本】禅の瞑想法：修行法の一つとして、主に禅宗の中で発展

→

釈迦牟尼が実践した瞑想法（仏教の修行法）

←

【欧米】マインドフルネス：瞑想法の一つとして、一般社会の中で独自に発展

◆近年、欧米で発展したこのマインドフルネスが日本でも注目を集める

それでは、なぜ今マインドフルネスが欧米でも日本でも注目されるようになってきたのか。

それは禅の持つ思想性に注目が集まった、というよりも、**マインドフルネスが身心に良い影響を与えるという実利的な側面が評価された**からだと思います。身心に良い影響があれば、当然、生活や仕事の質も向上します。つまり、自分の人生に有益だということがわかってきたのです。

## 行動療法や認知療法におけるマインドフルネスの有効性

特に顕著なのが臨床現場です。禅の瞑想法の一部が臨床心理学、行動療法、認知療法などの臨床手段として用いられるようになったところから、マインドフルネスが大きな広がりを見せました。実際、その効力を証明する臨床結果は数多く報告されており、ニューロサイエンス（神経生理学）的観点からも、その効果が証明される報告が相次いでいるのです。

行動療法、認知療法としてマインドフルネスが適用される項目としては、次の七つが挙げられています。

1. 情動調整
2. ストレス
3. うつ
4. 不安疾患
5. 疼痛
6. 薬物依存
7. パーソナル障害

これらのいずれについてもマインドフルネスの瞑想法が効果をもたらすという臨床結果が

数多く報告されています。

マインドフルネス瞑想を医学や臨床心理の分野に導入した先駆者としては、マサチューセッツ工科大学（ＭＩＴ）で分子生物学博士号を取得し、現在マサチューセッツ大学の医学部名誉教授となっているジョン・カバット・ジン（Jon Kabat-Zinn）博士が有名です。

彼は、国際観音禅院《こくさいかんのんぜんいん》の崇山行願《すうざんぎょうがん》禅師等に師事し、禅の修行法と教理を学び西洋科学と統合させました。のちに、マサチューセッツ大学にストレス低減センター（マインドフルネスセンター）を立ち上げ、同大の医学部教授となり、人々がストレスや悩み事や痛みや病気に対応する手助けとしてマインドフルネス瞑想を教えました。

彼はＭＩＴの学生であった22歳の時に瞑想を始め、崇山行願大禅師やテイク・ナット・ハンなどの禅指導者に師事するとともに、マサチューセッツ州ケンブリッジ禅センターの設立メンバーとなりました。彼は、禅／マインドフルネス瞑想を臨床心理の分野に導入した先駆者でありＭＢＳＲ（Mindfulness Based Stress Reduction ／マインドフルネスストレス低減法）の開発者であります。

その後、１９９０年代に、イギリスとカナダのジンデル・シーガル、マーク・ウィリアムズ、ジョン・Ｄ・ティーズデールらの研究グループが、反復性うつ病患者の再発予防を目的としてMBCT（Mindfulness Based Cognitive Therapy ／マインドフルネス認知療法）を開発しました。このMBCTは、MBSRと認知療法の技法を組み合わせたプログラムで、瞑想の実践とともに認知理論に基づいた心理教育を行う療法です。MBSRもMBCTも、精神症状と身体症状のいずれにも効果があることが証明されています。

そして、2000年以降、これらの療法の脳科学的な解明が急速に進んできました。

脳と心を科学的に解析する自然科学の分野は、ニューロサイエンスと総称されています。2000年から2012年までに英文で発表された「マインドフルネス」と「脳」に関連するニューロサイエンスの学術論文の数は、1600を超えるといわれましたが、現在ではこの数はおそらく3000を超えると推測されます。

この論文の数が物語るようにニューロサイエンスの研究結果は、極めて複雑な様相を呈しています。人間の脳が極めて複雑かつデリケートな構造と機能を持つことから考えれば、これは当然のことと言えるでしょう。

ニューロサイエンスによる禅／マインドフルネスの効果の証明については、後ほど、さらに詳しく触れます。

## マインドフィットネスは、リーダー育成を可能にする

前述したように、マインドフルネスが非健康な心の状態を健康な状態に戻すことに主眼を置くのに対して、**マインドフィットネスは健全な心をさらに鍛錬し、リーダーとして必要な精神を育成することを目的としています。**

マインドフルネスは、欧米を中心に世界中で受け入れられ、独自に発展していった結果、音楽を取り入れてみたり、アロマ的な要素を取り入れたり、様々なバリエーションが生まれてきました。このこと自体は、マインドフルネスがいかに一般社会に浸透しているのか物語っていますが、一方で、本来の禅の瞑想からはかなり遠ざかってしまった面があります。

私は、この「本来の禅の瞑想」の基本を押さえた実践手法によって、非健康なものが健康になるだけではなく、社会を変革するリーダーにとって必要な組織自体の「幸せ」を追求する「強く、清く、温かな心」、そのために不可欠な能力である「創造性」と「革新性」を育成するための手段として「マインドフィットネス」を位置付けています。

ちなみにこの名称は、あたかもフィットネスジムで身体を鍛錬・育成するように心や精神を鍛錬・育成することをイメージして命名しています。

## なぜ、マインドフィットネスはリーダーを育成できるのか

それでは、なぜマインドフィットネスが社会を変革するリーダーに必要となる精神や能力を醸成・促進することができるのかを説明します。

その答えは瞑想法に理由があります。ひと言で言えば、**マインドフィットネス瞑想法の本質、言い換えれば釈迦牟尼の実践した瞑想法の本質が「自己を忘ずる」修行にあるからです。この「自己を忘ずる」とは、『自』と『他』の垣根を取り払うこと」、そして本書でも度々登場する「利他の精神」「一つの世界」などといった言葉と同じ世界を意味しています。**

本書の第1章でも触れましたが、私自身は見性によって自分と他の境界が消滅する世界を体験しています。自分と他を分けているものの壁が消滅し、自分と他が本来一つのものであるということを体験したことによって、禅の瞑想法の本質が「『自』と『他』の垣根」を取り除くことにあると気が付いたのです。

本来こうした考え方を自然と身に付けることは簡単な話ではありません。しかし、**毎日コツコツと座禅による瞑想を継続・実践することで、その実践した程度に応じて「『自』と『他』の垣根」が次第に薄まっていくのです。**

そして、リーダーにとって必要な資質のすべても、この座禅の瞑想法に基づくマインドフィットネスを継続する中で育成・醸成させることができます。

## マインドフィットネスの継続的な実践によって得られる効果

それではここでマインドフィットネスの実践によって得られる効果について整理します。まず、継続していく中で、次のような一般的な効果が得られます。

1. 心の落ち着き
2. 集中力の向上
3. 状況の変化に動じない心
4. 体調の改善
5. 対人関係の改善

これらの効果は、序章でも少し触れておりますが、禅の瞑想やマインドフルネスにも通じる効果であり、これだけ世界中で座禅による瞑想やマインドフルネスに注目が集まることになったのは、これらの効果を感じた方々が大勢いたのだと推察しています。いずれの効果もビジネスはもとより普段の日常生活においても有効性が高いです。

そして、前述した通り、マインドフィットネスとは、「リーダーのためのマインドフルネス」です。

これらの一般的な効果だけでなく、リーダーに必要な資質を育成することができるのです。

ちなみに、私が考えるリーダーの定義を明確にしておきたいと思います。

リーダーとは決して組織のトップ、会社で言えば会長や社長、部門やチームで言えば部長やチームリーダーなどの特定の役職に就いている方を指しているわけではありません。

その**組織の活動、目標、戦略、業績に対し重要な「意思決定を行う者」はすべて「リーダー」になる**と考えています。

つまり、組織やチームの人数の多さや与えられた役割などではなく、常に自分で意思決定をしているか否かが、リーダーかそうでないかの判断基準となります。たとえその組織に30年所属し部下が１００人いたとしても、指示されたことだけを実行している方はリーダーとは言えないと思います。それに対して、経験知が少ない新人であったとしても、その組織の活動、目標のために自分で意思決定をしている方はリーダーであり、たとえ自分で決めたことが組織の中で反映されなかったとしても、そのことはリーダーの定義に矛盾しません。

それではここからは、マインドフィットネスによって育成されるリーダーの資質「リーダーシップ効果」について説明します。

1. 組織の活動、目標、業績に対する実践力、実行力
2. 結果を出す力
3. チャレンジ精神
4. 困難に挫《くじ》けない強い心
5. 自分の利害を考える前に、組織全体の利益を考える資質
6. 他人の意見に耳を傾ける姿勢
7. 他人、周囲を思いやる心
8. 組織の全体を俯瞰《ふかん》する視野
9. 環境への配慮
10. 社会に対する貢献への決意
11. 創造性（クリエイティビティ）

12. 革新性（イノベーション）
13. 時間管理力
14. 組織活動の足元の目標と長期的視点のバランスをとる力
15. リーダーとしての価値基準、行動基準の明確化
16. 意思決定力

マインドフィットネスの継続的実践によってなぜこのようなリーダーシップ効果が現れるのか。

これらの効果は一見多種多様で相互に関係がないように見えますが、マインドフィットネス実践によって高まる二つの効果から生み出されているのです。ここからは、その効果について説明します。

**まず一つめは、精神集中、精神統一がもたらす効果です。**

マインドフィットネスの具体的な実践方法について第3章で詳しく説明しましたが、その中で説明した三つの瞑想法「出入息観」「出息観」「随息観」、このいずれもが精神集中、精神統一を増進する効果があります。人間の体で例えると、スポーツジムやフィットネスジム

で身体を鍛えることに当たります。前述した通り、この私が名付けた「マインドフィットネス」という言葉も、体を鍛えるフィットネスのマインドバージョン、つまり「心を鍛える」という意味合いを込めています。

精神集中、精神統一の力によって鍛えられることで、「組織の活動、目標、業績に対する実践力、実行力」「結果を出す力」「チャレンジ精神」「困難に挫けない強い心」などを持つことができるようになります。

**二つめの効果は、マインドフィットネスの継続的な実践によって、自分と他人、自分と周囲との壁が次第に低くなり薄くなっていくことによる効果です。**

この効果は本章でも述べていますが、ここではさらに詳しく説明します。

この効果も実は三つの瞑想法が関係しています。「出入息観」「出息観」「随息観」のいずれも共通して息（呼吸）に集中することが重要なポイントとなっていますが、「息に集中する」ということを言い換えると、息に集中している間「自分を忘れる」ことと同義です。

自分と他人、自分と自分を取り巻く周囲に壁を作ってしまっているのは「自分」に対する強い意識です。この自分に対する意識が他人や周囲との間に壁を作ってしまう要因になっているのです。

しかし、この「息」という何の理屈もない世界に集中することによって、その間「自分」に対する意識から離れることができるのです。そして、これを継続していくことによって自己意識が次第に薄くなり、その程度に応じて「自」と「他」を遮断している壁が薄まっていき、次第に「自」と「他」の境目の無い「一つの世界」に近づいていくことになるのです。

この自他「一つの世界」に近づいていく過程で、自身の考え方にも様々な変化が生じてくると思います。

「自」の利害と「他」の利害が、次第に一致してくる。

「自」の幸せと「他」の幸せが、次第に一致してくる。

こうした変化を糧として、「自分の利害を考える前に、組織全体の利益を考える資質」「他人の意見に耳を傾ける姿勢」「他人、周囲を思いやる心」「組織の全体を俯瞰する視野」「環境への配慮」「社会に対する貢献への決意」などのリーダーシップ効果が育成されていきます。

ここで注意していただきたいのは、「他」とは単なる「他人」を指しているのではありません。「自分」以外のすべてが「他」なのです。文化、制度、構造物などの自分を取り巻く様々な社会環境はもとより、水、空気、光、音、山、河、月、星などの自然界に存在するすべてが「他」の対象となります。

さらに、私は、新しいものを創る「創造性（クリエイティビティ）」、改革を実現する「革新性（イノベーション）」を抑えているものは「自分」という固定観念だと考えています。仮に自身が「創造性」や「革新性」を持っていたとしても、「自分」という固定観念に閉じ込められていると、それらの力は十分に発揮できません。

マインドフィットネスの継続的な実践による「自と他を遮断する壁が薄まる効果」によって、「自己」という固定観念から解放されます。すると、「自己」の中に閉じ込められていた理念、価値、夢、思い、直感、感性、アイデアなどが表面に現れてきます。さらに、「自」と「他」の障壁が低く薄くなることによって「他」からの理念、夢、アイデア等々が自在に伝わり、自分の世界と化学反応を起こして、新しい創造性や革新性が生まれてくるのです。

また「時間管理力」は時間的な垣根が薄まることで醸成されます。「自」と「他」の障壁が薄くなり一つの世界に近づくと同様、過去、現在、未来という時間的な垣根が薄まることで時間の一体感が進み、時間に対する管理力が醸成されるのです。様々なビジネス書では、「時間の使い方はリーダーにとって最重要」とされていますが、マインドフィットネスの継続的な実践によって次第にこうした時間を活用する力も醸成されていきます。リーダーは足元の状況をしっかり見ると同時に、長期的な視点で物事を見ていかなければいけません。時間管理力が高まることで、こうした「組織活動の足元の目標と長期的視点のバランスをとる力」も自然に身に付いていきます。

次に、リーダーシップ効果の中でもっとも重要な「リーダーとしての価値基準、行動基準の明確化」について説明します。前文で説明した通り、「他」の定義は「自」以外のすべてです。そして、リーダーにとっての「他」は、与えられた役割や状況によって様々なケースが考えられます。

社員、顧客、企業、学校、病院、家族、国、自然、地球など。

しかし、**リーダーとしてどのような「他」に対して役割を担うことになったとしても、リーダーの価値基準、行動基準そのものに変化はありません。ただ一つ「他」の「幸せ」をめざすことです。**

ただし「他」の「幸せ」のためならば、リーダーである「自」の「幸せ」を犠牲にするという考え方は正しくありません。リーダーも人間である以上、自己犠牲の活動は長続きせず必ず限界が来ます。

この点についても繰り返しになりますが、マインドフィットネスの継続的な実践により、

「自」と「他」の垣根が次第に薄まり「一つの世界」に近づいていくことによって、「自」と

「他」の「幸せ」が次第に一致してくるようになります。めざすべき「幸せ」が同じである以上、自己を犠牲にする必要はありません。

最後の「意思決定力」については、今まで説明してきた様々な効果の総和として育成、醸成されていきます。リーダーとは「意思決定を行う者」です。リーダーとして必要な様々な資質が育成され、その役割を強い心を持って果たそうとする決意が醸成されれば、「意思決定力」は自然に備わってくるのです。

ここまで、マインドフィットネスの実践がいかにリーダーに必要な資質を育成するかを説明してきましたが、基本的にはマインドフィットネスのベースとなっている「禅の瞑想法の本質」と「リーダーシップ育成の本質」は同じです。したがって無理に「力を身に付けよう」「能力を高めよう」「良い結果を出そう」という意識を強めてマインドフィットネスに取り組む必要はありません。短時間でもマインドフィットネスの実践を継続することにより、今まで説明した様々な効果が自然に醸成されていきます。これがマインドフィットネス瞑想法の最大のメリットと言えます。

そこで私から、今からマインドフィットネスを実践されようとする皆さんに一つだけアドバイスを差し上げるとしたら次の1点に尽きます。

「一日3分でも5分でもよいので、必ず毎日続けてください」

## 禅／マインドフルネスと脳科学との関係性

ここまでは、マインドフィットネス実践による効果などについて説明してきましたが、ここからは少し話題を変えて、世界的に普及した禅やマインドフルネスの効果が脳科学（ニューロサイエンス）的にどう証明されているのかについて詳しく見ていきたいと思います。具体的にいえば、ニューロサイエンスによってこれまで確認されてきた、禅／マインドフルネスによる脳機能への効果について紹介したいと思います。次の四つの側面から要約するとともに、私自身の考え方についても述べておきたいと思います。

1．大脳機能
2．脳可塑性《かそせい》
3．DMN（デフォルト・モード・ネットワーク）

4．私の考え方

1〜3は、すでに発表済みの文献、論文、ネット上で得られる情報等をベースとしてまとめたものですが、4は、長い年月禅を実践してきた者として、私自身の考え方を述べたものです。

## 禅／マインドフルネスによって大脳機能が活性化する

### ❶大脳機能

まず第一に、禅／マインドフルネスの瞑想を実践することによって、注意力をコントロールする大脳部位の機能が活性化し、注意力、集中力が高まることが確認されています。ヘルゼルたちの研究（Helzel, Lazar, Gard, et al., 2011）によると、禅／マインドフルネス実践中に想念が起きると、脳のＡＣＣ（Anterior Cingulate Cortex／前帯状皮質《ぜんたいじょうひしつ》）と呼ばれる部位が起動して、トップダウン機制が働き、想念がコントロールされ注意力が維持されるということがわかりました。また、興味深いのは、このＡＣＣの活動は、禅／マインドフルネス瞑想を習いたての時にむしろ活発で、瞑想を継続するにしたがって、沈静化していくことが確認されています（Brefczynski-Lewis, Lutz, Schaefer, et al., 2007）。

つまり、瞑想を長く継続した者ほどＡＣＣの負担が軽くなることです。これは瞑想を継続すると、ＡＣＣに頼ることなく注意力が維持されるように脳の機能自体が変化していくことを示唆していると考えられます。

第二に、禅／マインドフルネスの実践は、前頭前野《ぜんとうぜんや》と呼ばれる大脳部位の機能に変化を与えることが確認されています。大脳の前部にあるこの部位は、「考える」「判断する」「応用する」「記憶する」「アイデアを出す」「感情をコントロールする」「やる気を出す」などの認知・実行機能を担っており、人を人たらしめ、思考や創造性を担う脳の最高中枢であると考えられています。

ファーブたちの研究（Farb, Segal, Mayberg et al., 2007）は、８週間のＭＢＳＲ訓練で前頭前野に変化が見られ、情動（感情とそれに伴う生理反応）が抑制されることを確認しました。これは、禅／マインドフルネスが感情の安定化を促進し、不安感を軽減する効果があることを脳科学的に確認したと評価することができます。つまり、「心の落ち着き」、「集中力」、「状況の変化に動じない心」などの脳科学的確認と言えるでしょう。

第三に、禅／マインドフルネスは、大脳を覆う大脳皮質の一領域である島皮質と呼ばれる部位とも深く関わっていることが指摘されました。島皮質は、嗅覚、味覚、聴覚等の身体感覚に深く関与する大脳部位ですが、禅／マインドフルネスの実践によりこの島皮質の機能が亢進《こうしん》されることが観察されています（Brown, Forte & Zysart, 1984 ; Farb, Segal, Anderson, 2012）。また、身体感覚に対する感受性の高まりは、自己に関することだけでなく、他人が示す微細な表情にも及ぶことが示されています（Nielsen & Kaszniak, 2006）。

つまり大脳島皮質機能の亢進は、他人に対する共感性を高めることが観察されたと言えるでしょう。つまり、「対人関係の改善」、リーダーシップ効果の「他人の意見に耳を傾ける姿勢」、「他人、周囲を思いやる心」などが、脳科学的にも認識されたと言えるでしょう。

第四に、禅／マインドフルネスの実践に伴って、脳の「自己の捉え方に関する神経回路」にも変化が現れることが示されました（Arzy, Thut, Mohr et al.,2006 ; Farb, Segal, Mayberg et al., 2007）。

脳の「自己の捉え方に関与する神経回路」とは、脳の聴覚、記憶を担う側頭葉《そくとうよう》と、知覚や感覚を司《つかさど》る頭頂葉《とうちょうよう》が接する側頭頭頂接合部と呼ばれる部位で、禅／マインドフルネスの実践によってこの部位に「脱中心化（Decentering）」と呼ばれる変化が生ずるのです。「脱中心化」とは、自己を中心として他を認識するという状態から、自己を恒常的、固定的な存在として捉えずに、「他」、つまり取り巻く環境の変化に応じて常に変化していく自己を体験していくという変化、とされます。また、「自」の立場だけではなく、「他」の見解や立場を推量し、理解し、尊重する心の状態を養うという効果を伴う、とされています（Buckner &

Carroll, 2007 ; Vincent, Snyder, Fox et al., 2006)。

この「脱中心化」は、臨床心理療法の核心的部分とされ、情動調整、ストレス緩和、不安疾患治療等に幅広く応用されています。

しかし、リーダーのための禅／マインドフルネスであるマインドフィットネス実践をめざす我われの視点からも、この「脱中心化」は非常に重要な意味を持っています。それはマインドフィットネスの継続的実践が、「自」に対する意識を徐々に薄め、それに対応して「自」と「他」の境界を薄め、次第に自他「一つの世界」に近づくという、我われの主張を脳科学的に裏付けるものと見ることができると思われるからです。

「自分の利害を考える前に、組織全体の利益を考える資質」「他人の意見に耳を傾ける姿勢」「他人、周囲を思いやる心」「組織の全体を俯瞰する視野」「環境への配慮」「社会に対する貢献への決意」など、リーダーシップ効果は、ほぼすべて、実はこの自他「一つの世界」に近づく過程で生じるものなのです。

## 禅／マインドフルネスによって、脳の組織構造さえも変化する

### ❷脳可塑性

可塑性とは、外力を取り去ってもゆがみが残り、変形する性質をいいます。

脳可塑性は、神経可塑性とも呼ばれますが、体験、習慣、訓練による脳構造の変化を示す言葉です。

禅／マインドフルネス実践によって、前述したように脳機能の変化が生ずることが確認されたわけですが、単に脳の機能だけではなく、脳の組織構造も変化することが近年明らかになってきました。

ラザルらによって２００５年に発表された論文（Lazar, Kerr, Fisch, Wasserman et al., 2005）の中で、禅／マインドフルネスの実践が脳可塑性により脳の物理的構造の変化をもたらすことが初めて明確に示されたのです。

彼らの研究は、禅／マインドフルネス実践によって右大脳皮質の体積が増加する（大脳皮質が厚くなる）ことを確認したものです。大脳皮質の中でも特に前頭前野や、島皮質の前部である前島皮質における変化が顕著で、ヘルツェルたち研究者（Hölzel, Ott, Gard et al., 2008）は、マインドフルネス実践者の右前島皮質の密度が高いことを確認しています。これらの部位は、前述のように、感情の安定化、不安感の軽減、集中力の促進、また「他」との共感性を育成する大脳部位です。

一般的に大脳皮質の密度は、加齢とともに薄くなりますが、禅／マインドフルネス実践による脳皮質の密度や体積の増加は、この瞑想実践が脳の老化を防ぐ可能性も示唆していると思われます。

いずれにせよ前述のような研究、実証は、禅／マインドフルネスの継続的実践が単に脳機能の変化だけではなく、脳可塑性による脳組織自体に変化をもたらすことを確認したものとしてニューロサイエンスの世界に衝撃を与えました。脳機能の変化はあっても、脳組織自体の変性はあるまいとした従来の常識を覆したからです。

禅／マインドフルネスの脳機能的効果の観点から言えば、この効果は、瞑想の実践中だけではなく、実践の継続によって生ずる脳可塑性によって脳組織自体が変性し、瞑想をしていない時でもその効果が継続することを示したものと言えるでしょう。

## 無意識と意識の密接な交流、巨大な脳のネットワーク

### ❸DMN（デフォルト・モード・ネットワーク）

DMN（Default Mode Network／デフォルト・モード・ネットワーク）とは、活動的な思考を行わないときに無意識に脳が行う脳内ネットワークの活動を指します。従来、人間の脳は「文章を作成する」、「話をする」、「本を読む」、「走る」などの意識的な活動を行う時に

のみ活発になり、それ以外は休んでいると考えられてきました。ところが最近の脳科学の研究によって、意図的、意識的活動を行っていない時の脳が、活発な活動を営んでいる事実が明らかになったのです。しかも、この時の活動に費やされる脳エネルギーは、意識的な活動に使われる脳エネルギーよりも格段に大きいというのです。この脳活動の中心になっているのがＤＭＮで、複数の脳領域による大ネットワークを構成しています。

　ＤＭＮの発見は、２００１年、ライクリーたちの研究によって発表されました（Raichle, MacLeod, Snyder et al. 2001）。彼らは、生きた人の脳活動領域を可視化できるｆＭＲＩ（functional Magnetic Resonance Imaging／機能的磁気共鳴画像法）という装置を使って脳活動測定の実験を行い、コントロール条件として用いられたレスト条件（何もせずにじっと画面を見る）において認知課題の実行中よりも脳活動が上昇する一連の脳領域（ネットワーク）があることを発見し、この領域をＤＭＮと名付けました。

　やや専門的になりますが、ＤＭＮを構成する脳領域は、内側前頭前野《ないそくぜんとうぜんや》、後部帯状皮質《こうぶたいじょうひしつ》、楔《せつ》前部《ぜんぶ》（頭頂葉《とうちょうよう》の内側）、下頭頂小葉《かとうちょうしょうよう》、内側側頭葉《ないそくそくとうよう》です。これらはいずれも大脳皮質の内側であり、ＤＭＮは大脳皮質の内側面が構成していると言えるでしょう。そしてこのＤＭＮは、レスト時に活動することから、外界の刺激に対する情報処理ではなく、自己の内部状態に関する情報処理に関わるネットワークであると考えられるのです。ＤＭＮの具体的機能分野と

しては、

・自分の過去、性格、能力、感情等に関する情報処理
・他人の考え、感情、思いに関する情報処理
・善悪の判断基準
・個人または組織活動の社会的価値基準
・一般的または特定事象についての過去の記憶
・将来の出来事に対する期待

等々です。

これに対し、書く、読む、話す、走る等の認知課題を実行する脳領域はＴＥＮ（Task Execution Network／課題実行ネットワーク）と呼ばれ、主として大脳皮質の外側面に分布しています。例えば、背外側前頭前野《はいがいそくぜんとうぜんや》、腹外側前頭前野《ふくがいそくぜんとうぜんや》、背側前部帯状皮質《はいそくぜんぶたいじょうひしつ》、上頭頂小葉《じょうとうちょうしょうよう》、等です。

瞑想とＤＭＮの関連を分析したものとして、ブルーワーたちの研究（Brewer, Worhunsky, Gray et al. 2011）があります。彼らは、マインドフルネス瞑想の10年以上の経験者グループと、年齢、性別などをバランスさせたマインドフルネス未経験者グループに対し、3種類の瞑想を実施し、実施時と安静時の彼らの脳活動をｆＭＲＩによって測定しました。

この結果、次のことが明らかとなりました。
1)瞑想時には、瞑想経験者グループは瞑想非経験者グループに対しDMNの活動が有意に低下する。
2)同時に瞑想時にはDMNの一部である後部帯状皮質とTENに含まれる背外側前頭前野、背側前部帯状皮質の機能的結合性が有意に増加する。
この結果は、次のように言い直すことができます。
1)瞑想の経験者は瞑想時に、前述したような課題非関連思考が低減する(DMN活動の低下)。
2)課題非関連思考の低減は、DMNとTENとの競合関係、つまりDMN活動が抑制され、その分TENが活性化する関係、によって実現されるのではなく、両者の協調によって実現される(DMNとTENの機能的結合性の増加)。

## 「自」と「他」の境界のない「一つの世界」に近づく

### ❹私の考え方

ここまでは発表されている禅/マインドフルネスと脳科学との関係性に関する文献や論文

を中心に説明しましたが、最後に、私の考えを少し述べたいと思います。禅／マインドフルネス実践によって、脳領域の課題非実行ネットワークであるＤＭＮと、課題実行ネットワークであるＴＥＮが機能的に結合、同調するという研究結果は、我われに極めて重要な示唆を与えていると思われます。

歴史的に見ると人間の脳の研究は、大脳皮質の研究から始まりました。大脳皮質とは既に述べたように大脳の表面に広がる、神経細胞の灰白質の薄い層で、外から見るとすべての場所が同じように見えます。しかし実は、場所によって機能が違うことがわかってきました。このことを最初に発見したのは、フランスの外科医／解剖学者ポール・ブローカです。失語症の研究をしていたブローカは、１８６１年、大脳皮質に言葉を話す機能を支配する場所（運動性言語野《うんどうせいげんごや》）があることを発見しました。１９５２年、カナダの脳外科医ワイルダー・ペンフィールドは、大脳皮質のどの領域のどの部分がどのような機能を司っているかを示す大脳皮質の精密な地図を作ることに成功しました。

しかし、近年では脳機能のシステムを局所的な領域の集合体として見る見方から、このような領域が結合して形成されるネットワークの集合体として見る見方が主流になりつつあります（Buckner, Krienen et al., 2013）。大スケールネットワークとしては、注意の機能に関わる背側注意ネットワーク、認知の機能に関わる認知制御ネットワークなどが知られていますが、その中でもっとも多くの研究がなされているのがＤＭＮなのです。外界の刺激ではなく、自己内部を活動の対象とする脳領域ネットワークであるＤＭＮと、それとは真逆に外界の刺激を受けて機能する課題実行ネットワークのＴＥＮとが、禅／マインドフルネス瞑想によって機能的結合を高める、ということは、私には非常に重要なメッセージを伝えていると思われるのです。

人間の脳には機能別の領域が存在するとしても、それらの領域が独立に（あるいはバラバラに）機能している限り、脳は本来あるべき機能を果たしているとは思われません。それは例えば体でも同じことで、手と足は別々の機能であることは明らかですが、手を動かしている時、足の機能がストップしているわけではありません。手が動く時、手が動く機能をサポートするように足も機能して初めて手の機能が完全となります。手と足の機能が統合、結合されて手の機能が完全となるのです。ゴルフのスイングを考えればこのことは明らかでしょう。しかも、これは手と足に限りません。体のあらゆる部分の機能が統合、結合されて初めて体の全機能が本来の活動を行うことになるわけです。

脳機能もまったく同じことだと私は思います。レスト時の脳領域ネットワークのＤＭＮと、課題実行ネットワークのＴＥＮが統合、結合されて脳の機能はより本来の機能を発揮することになるのです。そして、それはＤＭＮとＴＥＮに限ることではないでしょう。先ほど述べた背側注意ネットワークや認知制御ネットワーク等々、ＤＭＮ、ＴＥＮ以外のネットワークも結合、統合されて初めて脳は本来発揮すべき機能を発揮することになると考えるべきなのです。

ブルーワーたちの研究によって、禅／マインドフルネス瞑想が、ＤＭＮとＴＥＮの機能的結合を高めることが明らかになったことは前述の通りです。しかし、瞑想によって機能的結合が高まるのはＤＭＮとＴＥＮにとどまらない、と考えるべきです。脳領域のすべてのネットワークが統合、結合されたネットワークを仮にＬＩＮ（Largescale Integrated Network／大統合ネットワーク）と名付けてみましょう。ちなみにこれは私自身が名付けたネットワーク名です。

禅／マインドフルネス瞑想は、ＬＩＮの活動を活性化する、と考えるべきだと私は思います。脳の本来機能は、ＬＩＮ活動が活性化されることによって初めて発揮されるからです。大統合ネットワークのＬＩＮの活性化とは一体何を意味するのか。ひと言で言えば、それは「境界」の消滅ということです。もともと脳には「領域」とか「ネットワーク」等の境界線が描かれているわけではありません。ＬＩＮの活性化とは、境界線のない本来の脳への回帰なのです。

この「境界線のない脳への回帰」は同時に、「自」と「他」の境界線のない世界へのアクセス（接近）を意味する、というのが私の考えです。

すでに述べた通り、マインドフィットネスの実践により「自」に対する意識が徐々に薄まり、「自」と「他」の境界のない「一つの世界」に近づきます。そして、恒常的に意識される「自」は実は本当の「自」ではなく、「自」の実体は「自」「他」の境界が存在しない一つの世界なのです。

この世界は、約2500年前インドの青年ゴータマ・シッダールタ（後の釈迦牟尼仏陀）によって体験的に発見されたのですが、ゴータマをこの世界の発見に導いたのが禅による瞑想なのです。ゴータマのこの発見については、後ほど再度触れます。

# 第5章
# マインドフィットネスの背景にある禅の思想

## マインドフィットネスの背景にある禅の思想

今までいろいろと説明しましたが、あれこれと頭を悩ませずに実践すれば自然と様々な効果が付いてくることは、マインドフィットネスの素晴らしさの一つです。ただ、マインドフィットネスの根源・背景にある思想について知っておくことで、マインドフィットネスに対する信頼が深まり実践への熱意が強まる可能性がありますので、ここからはマインドフィットネスの背景にある禅の思想について説明しようと思います。

ただし、本章は私の長年にわたる禅の体験に基づいた考察をまとめたものです。正直に申し上げてかなり専門的な内容となっているため、本章は飛ばして読んでいただいても大丈夫です（知らなくてもマインドフィットネス実践による効果への影響はありません）。

まず、**マインドフィットネスの背景には「禅」の思想があります。ただ「思想」という表現は、正しくありません。「禅が発見した世界」と言うべきです。**

それでは、禅は一体何を発見したのでしょうか。ひと言で言えば「『自分』という存在の『実体』の発見」、つまり「自分とは何か」という問いに対する根本的な答えの発見です。その禅が発見した「自」の実体、「自」の事実を伝える手段として、仏教思想や仏教哲理が開発見された。つまり、禅とは、思想・哲理・信仰から始まったのではなく「実体」、「事実」の発見から始まったのです。

ですので、一般的な宗教、特に一神教的な宗教が、「自」から乖離《かいり》した超自然的な存在に対する信仰から始まったとすれば、「自」の実体・事実を発見することから始まった禅は宗教ではありません。禅の本質は、真実の「自」の発見、真実の「自」の追究の一点に絞られます。そういった意味で、**禅はどのような宗教を信仰されている人々に対しても常にオープンなのです**。

## 禅が発見したのは、自他「一つの世界」

次に、禅が発見した「自」の実体とはいかなるものなのでしょうか。結論を先に言えば、禅が発見した「自」の実体とは「他」との境界の存在しない、つまり自他「一つの世界」ということです。

歴史上名前が残っている人物で、この自他「一つの世界」を最初に発見した人物は、紀元前463年生まれ、35歳のインドのゴータマ・シッダールタでした。この発見の後、ゴータマは釈迦牟尼仏陀と呼ばれるようになります。前述しましたが、ゴータマがシャカ族の出身だったこと、ブッダとはサンスクリット語で「目覚めた人」、ムニは、「賢者」という意味で、人々はゴータマを自然に、釈迦牟尼仏陀と呼ぶようになります。

ゴータマは、この世界の実体を体験的に発見した時に「天上天下唯我独尊」という言葉を残しています。これは多くの人が誤解をしがちなのですが、決して自分だけが偉い、と言っているのではありません。「全世界に存在しているのはただ自分一人」と言っているのです。そこで指している「自分一人」というのは、言うまでもなく自他「一つの世界」を指しています。全存在の実体は自他「一つの世界」だということを発見したということなのです。

その後、数多くの先師たちが、この世界をゴータマと同様に体験的に発見し、種々の表現でその発見を伝えています。例えば、日本人として初めて明白にこの世界を発見した道元禅師は、「明らかに知りぬ。心とは山河大地なり、日月星辰なり」という言葉で、「自他一つ」の体験的発見を表現しています。この世界に存在している自然界の山や川や大地や、さらには天空の日や月や星までもが、自分と一体であるというのです。まさに自他「一つの世界」です。

## 自他「一つの世界」は、無限の可能性を秘めた「一個の虚空」

**自他「一つの世界」の発見に共通しているのは「自他」共に無限の可能性を秘めた「一個の虚空」だ**、という発見です。この「一個の虚空」は、与えられた原因に応じていかなるものにも変化し得るものです。いかなるものにも変化し得るが、絶えず〝同時に〟「一個の虚空」なのです。

少し難しいので、釈迦牟尼の言葉を引いてみましょう。釈迦牟尼の発見を端的に伝える文献として般若心経という経文があります。その中に有名な「色即是空　空即是色　受想行識亦復如是」という一節があります。「色」とは現象界のすべてを指します。コップや机や車などの人工物、人間や動物や植物などの生命体、山や川や石や水などの自然界物質、月や星や雲などの天体、ありとあらゆるこの世界に存在する形あるもの、現象界のすべてを指します。釈迦牟尼は、これらの現象界のすべては、同時に「空」だというのです。そして、「空」が同時に「色」、つまり現象界のすべてだ、と言っているのです。

ここが非常にわかりづらいところだと思いますが、**「空」というのは、私たちが一般的に考える「何もない無」ではありません。あらゆる可能性を含んだものなのです。**例えば、宇宙はビッグバンで誕生したといわれていますが、まったく何もない無の空間から突然生じたのではなく、宇宙が誕生する可能性を無限に含んだ空間からある条件が揃《そろ》った瞬間にビッグバンが起きたと考えるべきです。つまり、人間の生命も同様です。現象面では精子と卵子が結合したところから生命が誕生しますが、無限の可能性を含んだものが存在しているからこそ、受精という条件をきっかけに人が誕生するのです。つまり、何もないようでありながら、そこに無限の可能性が包含されているから、ある条件が整った時にそこから生命体が生ずるのです。

つまり、**宇宙の例で言えば、「ビッグバン（色）」は無限の可能性を含んだ「空間（空）」が一定の条件の下で機能・活動する姿と言えます。だからこそ「空」が同時に「色」で「色」が同時に「空」と言えるのです。**

次に、「受想行識」は、人間の精神活動を表現しています。

まず「受」は寒い、暑いなどの外界を受け止める感性、「想」は、思い浮かべること、「行」は、意志を持って行動すること、「識」は、認識、判断すること。

要は、人間の精神活動のすべてを「受想行識」で総称しているのです。

次に「亦復如是」は、「やくぶにょぜ」と読み、「これもまたかくのごとし」という意味で「色即是空　空即是色」が現象界のすべてであることを指しているのに対して、「亦復如是」は人間のあらゆる精神活動も同じであることを指しています。

このことを、先ほど述べたDMNの視点から考えると、どういうことなのでしょうか。先ほどの話を思い出しながら、考えていただきたいのですが、「自」と「他」についての認識、情報処理は、前述したようにDMNの機能に属します。禅／マインドフルネス瞑想によりDMNの機能が低下し、同時にDMNと他のネットワークとの境界の希薄化が進み、大統合ネットワークのLINが稼働を開始する。この一連の過程で、「自」と「他」の境界の希薄化が並行して進行すると考えられるのです。

前述した大脳機能に関する説明の第四のポイントで述べた禅／マインドフルネス実践による「脱中心化」現象は、まさにここで言う「自」「他」の境界の希薄化を意味することに他なりません。**ゴータマの発見、いわゆる「悟り」、は、禅瞑想の過程において「自」と「他」の境界が完全に消滅した時に生じたものです**。

私の考えによれば、大統合ネットワークのLINとは、「自」と「他」の境界が消滅した時に最も強力、かつ完璧に機能するネットワークだ、ということなのです。

大統合ネットワークのLINとは、この「一個の虚空」、般若心経でいう「空」、が機能するネットワークに他ならない、というのが、この時点における私の結論なのであります。

少々余談ですが、トム・クルーズ主演の映画『ミッション・インポッシブル』をご覧になった方はおられるでしょう。最先端の映像技術を駆使した画面上でトム・クルーズが息をのむアクションを繰り広げます。銃撃戦、殴り合い、カーチェイス、高層ビルからの落下、戦いあり、愛あり、悲しみあり、喜びあり、まさに迫真の映像が展開されますが、もし、映画というものの存在を知らない者がこれを観たとするならば、これが白い1枚のスクリーン上のものだとは信じられないでしょう。**例えて言えば、ゴータマは、2500年前の文明の知識しか持たないにもかかわらず、最先端映像技術の粋を凝らした『ミッション・インポッシブル』を見つめながら、これが同時に一枚の白いスクリーンだと見抜いた最初の人物だということになります。**

## 最新の量子力学が、禅に近づきつつある

この世界は「自他一つ」であり、「自他」共に無限の可能性を秘めた「一個の虚空」だというゴータマの発見は、彼が35歳の時といわれています。逆算すると、この発見は今から約2500年前ということになります。

この2500年前の**ゴータマによる体験的、直感的発見は、科学が進歩すればするほど、その正しさが客観的に証明されつつあります。特に、現代の物理学、中でも最先端の量子力学により理論的、数学的に証明される過程にあるのです。科学的知識や情報がない時代の一**

**大発見が、長い時を経て科学的に証明されつつあるという事実は、非常に興味深いものがあります**。

少し紹介しましょう。自然界に存在するあらゆる事物、つまり現象界のすべては、原子と呼ばれる最小の微粒子からできていることは、高校の物理ですでに学びました。その原子は、「10のマイナス13乗」cmくらいの大きさの原子核の周りを、原子核の大きさの100分の1以下の電子が回っている状態と言えます。イメージがつきにくいので、その原子を地球大に拡大してみましょう。そうすると、原子核は半径60mの球体になり、電子は半径60cmの球体となります。よって60mの球体の周りを60cmの球体が地球の大きさの軌道を描いて回っていることになります。それが拡大された原子の姿ということになるのです。そして、原子の中の空間には、科学者がいくら探しても原子核と電子以外に何も存在しないのです。**つまり、原子というのは、ほとんど中身は空っぽと言っていいスカスカの状態なのです。いわば、自然界の事物は、ゴータマが発見した通り、まさに「空」であると言えます**。

しかし、それでもまだそこには電子があり、原子核があるではないか、いくら微小とはいえ、原子核は陽子、中性子などの素粒子で構成されていて、完全に「空」とは言えまい、という反論もあるでしょう。

これに対し、**量子力学の最先端を走る「超ひも理論」は、さらにゴータマの発見した世界**

**に肉薄しています。**「超ひも理論」の先端を切り開く理論物理学者の一人であるコロンビア大学教授のブライアン・グリーン博士は、超ひも理論を紹介するベストセラー著書『エレガントな宇宙』の中で次のように述べています。

原子核を構成する陽子、中性子や、そして原子核の周りを回る電子などの素粒子は、物質を構成する最小単位ではない。それらの素粒子は、振動して躍動する限りなく細い輪ゴムのような糸状のもの――「超ひも」――からできている。

この「超ひも」は次のような特性を持つ。

1. 質量はゼロから無限大。
2. 長さは、10のマイナス33乗cmの極微の世界。ちなみに、従来の最小単位の素粒子は、10のマイナス16乗cm。
3. 生成、消滅を繰り返す。
4. 素粒子は、それぞれ一本の「ひも」。
5. 「ひも」は、すべて完全に同一。
6. あらゆる物質と、(重力を含む) あらゆる力は、一つの構成要素である「ひも」の異なる振動から生じる。

7. 宇宙のあらゆる現象は、この基本的な「ひも」の異なる共振振動パターンから生じる。

8. つまり宇宙のあらゆる現象は、この基本的「ひも」が奏でる「音」であるといえる。

**「音」はすなわち「空」であることを思えば、まさにゴータマが発見した「色即是空　空即是色」の世界そのものを、「超ひも理論」という最先端の物理学の言葉で表現していると考えられます**。また、質量はゼロから無限大で、生成と消滅を繰り返すなど、まさにそうとしか言えないのです。禅の「ゼ」の字も知らない最先端の物理学者が、日夜研究を重ねながら、次第に禅が発見した世界に近づきつつあることは、誠に興味深いというしかありません。

## 量子コンピューターは、まさに「色即是空　空即是色」の世界

ゴータマが発見した世界に科学が肉薄してきているもう一つの事例を挙げましょう。

それは、最近話題の量子コンピューターです。量子コンピューターは、従来の最速コンピューターに比べ1億倍高速であるといわれています。「1億倍高速」ということは、従来のコンピューターで1億秒かかるものが、量子コンピューターなら1秒で終わるということ

になります。1億秒というのは、計算すると3年2カ月に相当する。従来の最速コンピューターで3年2カ月かかる計算が1秒で終わるということになります。実際の計算の速さは、解きたい問題によるのでこのように単純ではないですが、いずれにせよ、従来とは別次元の高速コンピューターが登場したことは間違いありません。

なぜ、このような高速の演算が可能なのでしょうか。そこには、根本的な計算方法の違いがあります。従来のコンピューターは、「0」と「1」というデジタル信号（これをビットという）の入力によって計算が行われます。これに対し、量子コンピューターは、「0」と「1」を重ね合わせた状態をとる「量子ビット」を使って問題の解決を追求するのです。

わかりづらいところですが、**「0」と「1」を重ね合わせた状態というのは、「0であり、同時に1である」ということです。**量子とは現象界を構成する最小単位とされる素粒子を総称する言葉として捉えると、現象界の存在の究極の姿は、「0であり、同時に1である」ということになります。「0」を「空」、「1」を「色」とすれば、これはまさに、ゴータマの発見した存在の本質「色即是空　空即是色」の世界と何ら異なるところがありません。

量子コンピューターは、従来のコンピューターのように「0」と「1」の入力、出力を繰り返し計算するものではありません。「0」と「1」が同時に存在する量子ビットの状態に対し、それぞれの問題に対応する一定の状況を与えると、答えが浮かび上がってくるのです。計算して答えを出すのではありません。いわば、もともと存在する個体が姿を現すのです。これこそが、従来コンピューターとは異次元の問題解決速度が可能なゆえんなのです。

## 人をなぜ殺してはいけないか？

これまで、マインドフィットネスの背景にある基本的な世界観は自他「一つの世界」であるということを説明してきましたが、最後に、すべての道徳、倫理の基本原理も、この自他「一つの世界」観から生ずる点に触れておきたいと思います。

道徳、倫理の代表として、

1．人を殺してはいけない
2．他人の物を盗んではいけない
3．嘘をついてはいけない
4．人を中傷してはいけない

という四つの道徳、倫理基準があります。

この四つの道徳、倫理基準のいずれも、それに反する行為や言動は人として正しくない行為、言動と見なされ、罪として法律的にも罰せられます。

なぜ人を殺すことが、人として正しくない行為なのか、具体的に考えてみましょう。

通常、哲学や宗教では、この問いに明確に答えることは至難の業です。マインドフィットネスは、その背景にある禅が発見した世界から、これに対して明快に答えることができます。

人を殺すことは人として正しくない行為です。

なぜならば、**自他「一つの世界」という事実に反して、「自」と「他」を分離し、「他」を殺すと認識することが正しくないからです。**

自他「一つの世界」が事実だとすると、「他」を殺すことはナンセンスというか、不可能ということになります。「事実」を誤認し、その誤認した事実に従って行動し言動をすることが、「人として正しくない行為、言動」ということになります。それが罪と呼ばれるものの実体です。

前述した2、3、4もまったく同じことです。いずれも自他「一つの世界」に矛盾する行為、言動ということになります。

この四つの道徳、倫理基準に限らず、あらゆる道徳、倫理基準は、この自他「一つの世界」から発信されると言って間違いありません。善悪の判断、価値の判断に迷った時は、自他「一つの世界」に矛盾するか否か、に立ち返ることにより、正しい判断を得ることができるのです。

## 「生死問題」に完璧な答えを与えたゴータマ・シッダールタ

この章の最後に、人間にとって最大かつ、究極の問題と言える「生死問題《しょうじもんだい》」について触れておきたいと思います。

歴史上名前が残っている人物で、我われの存在の本質が「自他一つの世界」であり、「自他」共に無限の可能性を秘めた「一個の虚空」だということを最初に発見した人物がインドの青年ゴータマ・シッダールタであることはすでに述べた通りです。

実はこの人類最大かつ究極の問題である「生死問題」について完璧な回答を与えたのがゴータマ・シッダールタなのです。私はこのゴータマの発見は疑いなく人類史上最大の発見だと思っています。

その人類史上最大の発見をしたゴータマ・シッダールタという人物はどういう人物だったのか。ゴータマについては、第1章で簡単に触れましたが、さらに詳しく知っておくことは、十分意味があると思われます。解説内容はゴータマの説明が中心となってしまいますが、いましばらくお付き合いください。

ゴータマの父親は、スッドーダナという名前で、漢訳では浄飯王と訳されています。シャカ族の統治者でその地方の支配者でした。母の名はマーヤーといいました。ゴータマの生誕地はルンビニー（Lumbini）というところで、現在の位置はインド国境を渡りネパール側に入って間もなくのところにあります。ゴータマ、つまり未来の釈迦牟尼は、現在の国境で見る限りインドではなくネパールで生まれたことになります。

ゴータマは生後1週間で母親と死別、母の妹のマハーパジャーパティーに深い愛情をもって育てられました。自分一人のために冬用、夏用、雨期用の三つの宮殿があったと伝えられるほど裕福な生活を送っていましたが、心が満たされることはありませんでした。自分もいずれは老い、病に倒れ、死んでいく、ということに非常な不安と恐れを抱いていたからです。

ゴータマは文武共に優れ、知性豊かな、しかし非常に繊細な感性と威厳に満ちた風貌を持つ青年に育ったと仏伝は伝えています。ゴータマが16歳で結婚し、男子ラーフラを得たこともほぼすべての仏伝が伝えており事実と思われます。妃《きさき》の名はヤソーダといいましたが、彼女についての史実はあまり残っていません。

この上なく幸せな家庭生活に見えましたが、ゴータマの「老、病、死」に対する苦悩と魂の不安は癒やされることがありませんでした。裕福で幸せな生活環境だっただけにその不安は一層深かったとも言えるでしょう。

29歳になった時、彼はついにすべてを捨てて出家します。出家したゴータマは、当時インド最大国マガダ国の首都ラジャーガハに向かいました。ラジャーガハの西方に苦行者たちが修行する林があり、ゴータマはそこで激しい苦行に入ります。苦行は6年間続いたといわれます。ゴータマが行った修行は、当時行われていた苦行の中でも最も厳しいもので、凄まじい修行だったといわれています。後年ゴータマは、「いかなる者でも、私が行ったような激しい苦行をした者はいない」と回想したと、原始仏教典《げんしぶっきょうてん》は伝えています。

けれども、6年に及ぶ苦行によっても求める心の平穏を得ることはできませんでした。ゴータマは、「苦行は正しい修行の道ではない」との判断に至り、これを捨てます。そして、苦行した場所の近く、ヒンドゥ教の聖地として名高い町、ガヤーの南方10キロほどのところにあるアシヴァッタ樹の元に向かい、そこで禅定（座禅による瞑想）に入ります。この時にゴータマが実践した座禅が、前述の「マインドフィットネスの実践」で触れた「只管打坐」ということになります。

ゴータマが禅定に入った時の壮絶な決意を原始仏教典は、次のように伝えています。

「（この体の）皮や筋や骨は干からびてもよい。体の肉や血は干上がってもよい。しかし正しい悟りを得ない限りは、この組み合わせた両足を解くことはない。」（Jataka／ジャータカ）

ゴータマはついに悟りを開きます。ゴータマ35歳の時だったといわれています。そして人々は彼をゴータマ・ブッダと呼ぶようになります。ブッダとはサンスクリット語で「目覚めた人」という意味だということはすでに申し上げました。ちなみに、ガヤーの町は、ここでゴータマが悟りを開きブッダとなったことから後にブッダガヤと呼ばれるようになりました。またアシヴァァッタ樹は、その樹下でゴータマが悟り（Bodhi／菩提）を得たことで菩提樹（Bodhi-Tree）と呼ばれるようになります。

「悟りを開く」ということの意味は、「自己の本質を発見する」ということです。理屈や理論で自己の本質を理解することとはまったく違います。「体験的に」自己の存在の本当の姿をつかまえることです。ゴータマの場合で言えば、彼の根本課題であった「老、病、死」の問題を完璧に解決することに他なりません。しかしゴータマの根本課題、「老、病、死」は実は人類の最大かつ、究極の問題である「生死問題」そのものであることを忘れてはなりません。

私がこの文章を書いている今まさにこの時、世界中を混乱と混迷の坩堝《るつぼ》に陥れている新型コロナウイルスは、まさに「老、病、死問題」であり「生死問題」そのものではありませんか。

## 「人は死なない」という結論

ところでゴータマは何を悟ったのでしょうか。何を発見したのでしょうか。

それは、すでに述べたように、我われ全存在の実体が、「自他」の区別のない「一個の虚空」だということを発見したのです。**そしてこの「一個の虚空」は、単に何もない「空」ではなく、与えられた原因に応じていかなるものにも変化し得る無限の可能性を秘めた「虚空」であることを発見したのです。これが世間に言われているゴータマ・ブッダの「悟り」の内容です。**

それでは、このゴータマの「発見」が「老、病、死問題」、そして「生死問題」をどう解決したのでしょうか。

我われ一人一人を含む現象界のすべてが、実は同時に「一個の虚空」だということは、我われ一人一人の肉体も、肉体が老いるのも、病気になるのも、生まれるのも、死ぬのも、実は同時に「一個の虚空」だ、ということになります。「老、病、死」も、「生死」も「一個の虚空」が与えられた原因に応じて千変万化している姿だということになります。しかし、ここが重要なところですが、「一個の虚空」がどのような姿に展開しようが、「一個の虚空」自体には何の変化も生じていないのです。例えとして申し上げれば、トム・クルーズが銀幕上でいくら暴れ回っても、白いスクリーンには何の変化も生じないのと同じです。

ゴータマの発見内容を箇条書きにして整理してみましょう。

1．我われを含めた全存在の実体は「一個の虚空」である。
2．「一個の虚空」は与えられた原因に応じて、如何《いか》なるものにも変化し得る無限の可能性を持つ。
3．「生」「老」「病」「死」は「一個の虚空」が変化する姿である。
4．どのような姿に変化しようが、「一個の虚空」自体には何らの変化も生じない。

この1～4の発見からは、驚くべき結論が浮かび上がるのです。

**「人は死なない」という驚くべき結論です。ゴータマの発見はひと言で言えば「人は死なない」という発見だということになります。人類にとってこれ以上の発見があるでしょうか。**


「死」というのは自己の実体、本当の自分、が変化する一つの姿に過ぎません。

「生」もまた然《しか》り。「生」もまた自己の実体、本当の自分、が変化する一つの姿に過ぎません。

そしてその変化の中で自己の実体、「一個の虚空」には何の変化も起こっていません。

すなわち「人は死なない」という発見です。

この事実を寸分の疑いなく発見した、おそらく日本人として最初の人物である道元禅師は、この事実を「生死のほかに仏なし。生死すなわち涅槃《ねはん》なり。」（正法眼蔵「生死」）という言葉で表現しています。仏《ブッダ》とは何度も申し上げている通り「目覚めた人」、言うまでもなく自己の実体、本当の自分のことです。涅槃というのはもともと「究極のやすらぎ」というような意味です。道元禅師は、私が「あらゆる可能性を秘め、しかもあらゆる変化のど真ん中で一切変化しない一個の虚空」と表現した全存在の実体を「涅槃」という言葉で表現しているのです。道元禅師の言葉は、私が今まで申し上げてきたこととまったく同じ事実を別の表現で伝えている、ということをご理解いただきたいと思います。

「生」と「死」で述べたことはそのまま「老」、「病」に当てはまることは言うまでもありません。ゴータマの発見が「老、病、死問題」、「生死問題」を完璧に解決したと私が申し上げた意味がおわかりいただけたでしょうか。

生まれたり、病気になったり、老いたり、死んだりするその主体が「一個の虚空」で、そもそも初めから問題の主体自体が存在しなかった、ということになります。これ以上完璧な解決はあり得ません。

「生死問題」に対してこのように完璧な解決を与えてくれるのは、ゴータマが発見した世界以外にありません。ゴータマは禅によってこの世界を発見しました。したがって、この世界は「禅が発見した世界」と言えます。死後、人の魂は身体から分離し、神の裁きにより地獄か天国に行く等々の、種々の宗教の主張とはまったく異なります。

ゴータマによって発見された世界は、信仰によるものでも理論でもなければ哲学でもありません。体験による事実の発見です。砂糖の甘さについてたとえ百万回説明を聞いても、たとえ砂糖の化学方程式を完璧に理解しても、「甘さ」は伝わりません。しかしひと口舐《な》めれば、甘いという事実は一瞬で伝わります。

禅の発見した世界は、前述したように、理論的には最先端の量子力学があと一歩のところまで肉薄しています。おそらく近い将来理論的には証明されると思われます。しかし仮に数学的、物理学的、理論的に証明されたとしても、「一個の虚空」の世界は体験を通してのみ自分の世界として捉えることができるのです。砂糖の「甘さ」は舐めてみないとわからないのと同じことです。

そして禅の継続的な実行、この後に紹介する「GlobalTreehouse/AoyamaTreehouse」の言葉を用いれば、**マインドフィットネスの継続的な実行によって、この自他「一つの世界」、**

「一個の虚空」に一歩一歩と近づくことができるのです。そしてその結果が、これまで述べてきた様々な「効果」に繋がっていくのです。

# 第6章

# マインドフィットネス実践の場

## グローバルツリーハウス／青山ツリーハウス

# グローバルツリーハウス／青山ツリーハウスとは？

本章では、前章までにたびたび出てきた「GlobalTreehouse/AoyamaTreehouse」について改めて紹介したいと思います。

GlobalTreehouse（以降グローバルツリーハウス）とは、株式会社イトーキがアメリカのパートナーと組んで設立した株式会社のことで、同社が運営するメンバーシップスペースがAoyamaTreehouse（以降青山ツリーハウス）です。

その事業内容をひと言で言えば、**次世代を担うリーダーを育成し、クリエイティブなコミュニティを創るメンバーシップ制のプラットフォーム事業ということになります**。

とはいっても、これまでの日本にはそうした「場」がほとんどありませんでしたから、想像しづらいと思いますので、一つずつ段階を追って説明していきたいと思います。

今、世界はもちろん日本でも、創造性や革新性が求められています。従来の発想やビジネスモデルだけでは、新しい時代のニーズに応えられなくなってきているからです。今までの常識では考えられないような創造性や革新性が必要で、そこから生まれる新しい価値の創出が重要なのです。

そうした創造性や革新性を生み出すのは、まさに「人」です。人を育成しなければなりません。人を育成するためには、それぞれの企業における地道な日々の努力はもちろん必要ですが、新たな刺激や情報、企業や組織を超えたコラボレーションも必要です。そうしたものを提供する「場」が青山ツリーハウスなのです。

その内容を大きく分けると、

①マインドフィットネスの実践
②創造性や革新性を生み出すためのイノベーションプログラム「BentoBox」
③国内外のエキスパート、アーティストなどを招聘したイベントを開催し、より良い組織や社会をめざすリーダーが意見交換、交流の場を提供

などがあります。

グローバルツリーハウスは、こうした場の舞台となる施設青山ツリーハウスを東京・青山に開設しました。**青山ツリーハウスには、マインドフィットネスを実践するためのスペース（瞑想の場）、前述した「BentoBox」プログラムや企業や組織を超えたコラボレーションを**

**行うためのワークスペースやアクティビティスペースが設けられています**。また、様々な人たちや企業との交流をリラックスした空間で行えるカフェやレストランやバーなどの施設、さらにはイベントなどの開催に対応できる広いスペースも用意されています。

基本的にはメンバーシップ（法人メンバー・個人メンバーなど）となっており、メンバーの人たちは、この場を使って、ビジネス創出や成長、転換のヒントを得たり、メンバー同士の人的交流を行うことができるようになっています。この「場」を利用して自由で活発なコミュニケーションとコラボレーションを行うことができるのです。そして、マインドフィットネスやイノベーションプログラムを体験することによって、リーダーを育成し創造性や革新性を醸成することで、その企業・個人のイノベーション実現をめざすという非常にユニークなサービスなのです。

## マインドフィットネスを実践できる最高の瞑想空間

もう少し詳しく説明しましょう。

まずは、マインドフィットネスの実践です。

マインドフィットネスが、ビジネスにおいてなぜ有益であるかということは、本書において様々な角度から解説してきました。

リーダーにとって不可欠な要素は、自分のことだけではなく他者のことを考えられる資質、創造性と革新性、逆境に負けない強靱な精神ですが、これらの資質はマインドフィットネスの実践によって、培うことができます。

青山ツリーハウスでは、多人数が瞑想することができる専用の空間が用意されており、いつでもマインドフィットネスを実践することができます。

この空間の設計を行ったのは、ニューヨークを中心に活躍しているローマン&ウィリアムズという著名なデザイナーユニットで、実に素晴らしい空間を創り上げてくれました。青山ツリーハウスの中心に誕生したこの円形の瞑想空間は心が洗われるような静けさと落ち着きに満ちています。

足を踏み入れるとわかりますが、この瞑想空間だけではなく、全体に木材がふんだんに使用されています。机や椅子や扉はもちろん、床、壁、天井に至るまで、ありとあらゆる部分が木材で造られていて、まるで木に包まれているような感覚になります。これだけ木材に囲まれた空間は、なかなか目にすることはできないと思います。

なお、東京オリンピックのメイン会場・新国立競技場をデザインしたことで知られ、「和の大家」とも称される建築家の隈《くま》研吾さんと隈研吾建築都市設計事務所の皆様にご見学いただいたのですが、「東京のど真ん中でこれだけ木を使った空間を造るのはほとんど見たことがない」というコメントをいただきました。

前述したように、瞑想するためには、静かな環境が必要です。この青山ツリーハウスは、東京・青山という都心のど真ん中にあるにもかかわらず、騒々しさとは無縁の静けさに満ちています。瞑想するときは、視覚情報をできるだけ少なくすることが重要ですが、この瞑想空間は視覚的にも非常にシンプルで、温かな雰囲気に包まれています。さらに、空調も完全に制御され、暑くもなく寒くもない最適な環境をつくり出しています。こうした中で座ることで、より良い瞑想を実践することができます。

もちろん、マインドフィットネスは、各人が日常的に自宅で行うことが重要です。3分でも5分でもいいので継続することによって、その効果が徐々に顕れるようになります。しかし、なかなか一人だけで継続し続けていくには難しい面があることも事実です。そうした課題を解決するために、青山ツリーハウスでは多人数が瞑想することができる専用の空間が用意されており、皆で瞑想することによって、継続に対する意欲を高めることができるのです。さらに、瞑想のガイドが正しい座り方をアドバイスし、マインドフィットネスの効果を高めるためのサポートをしてくれるのです。

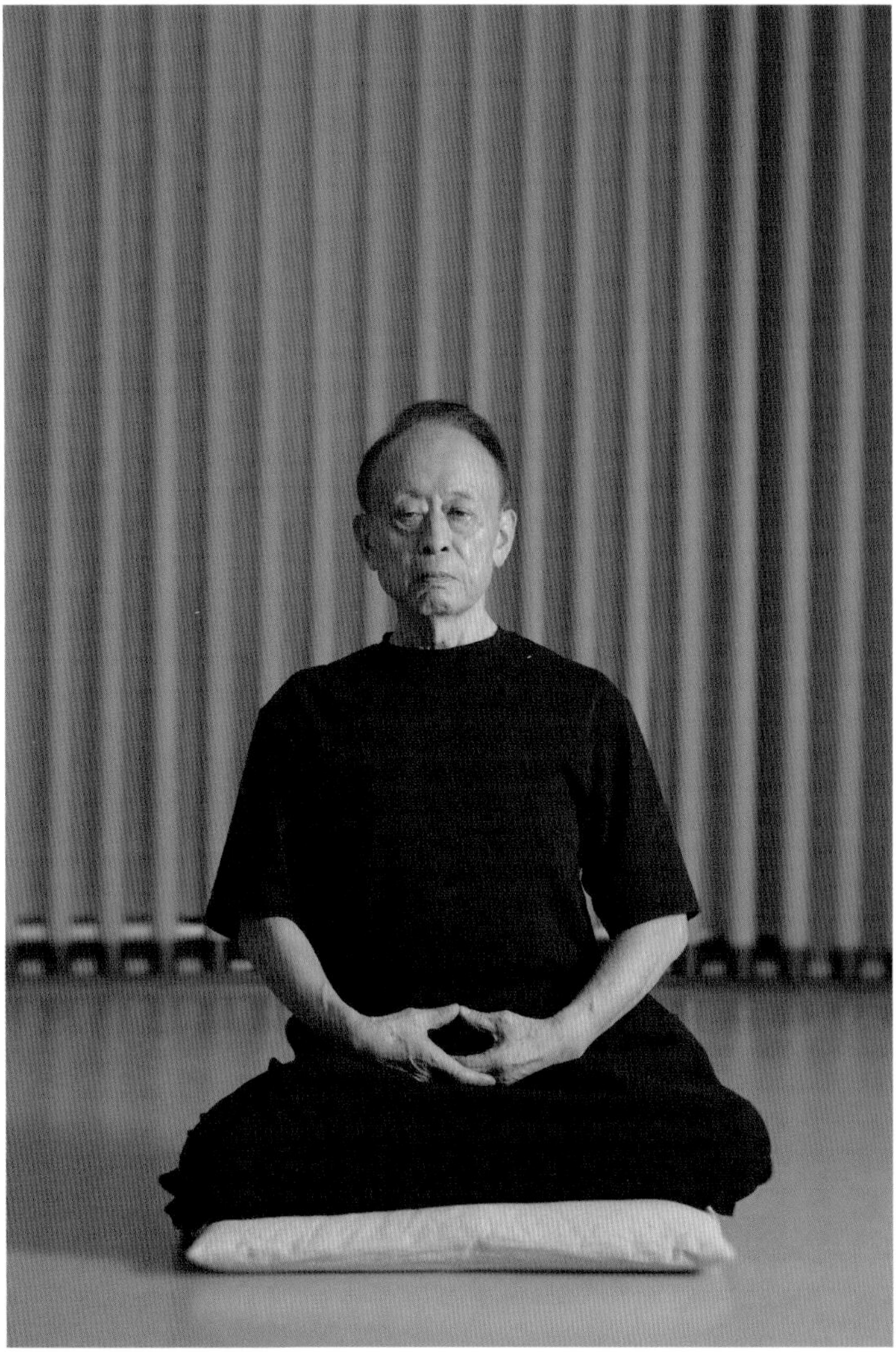

GTHの禅堂で瞑想中の著者

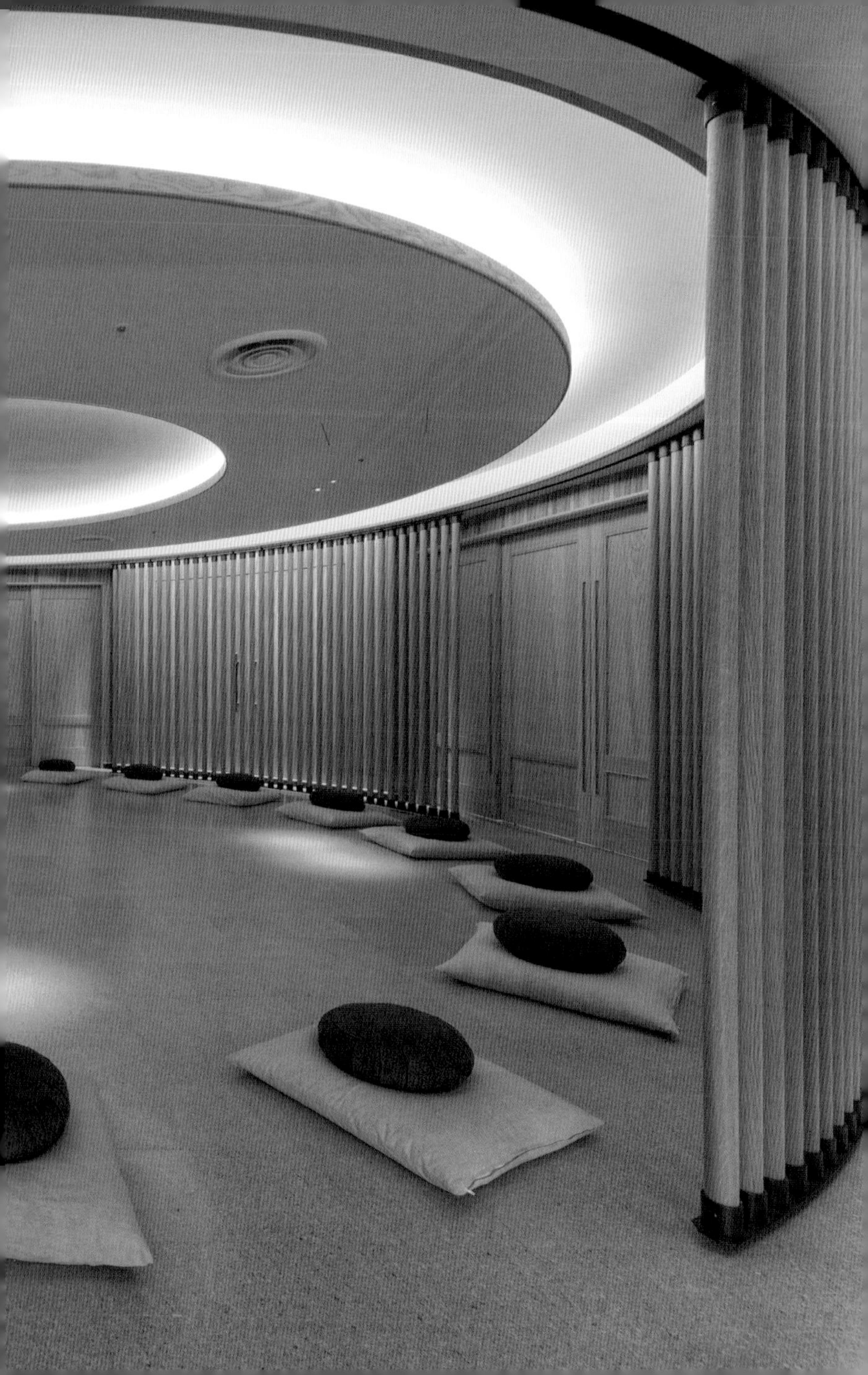

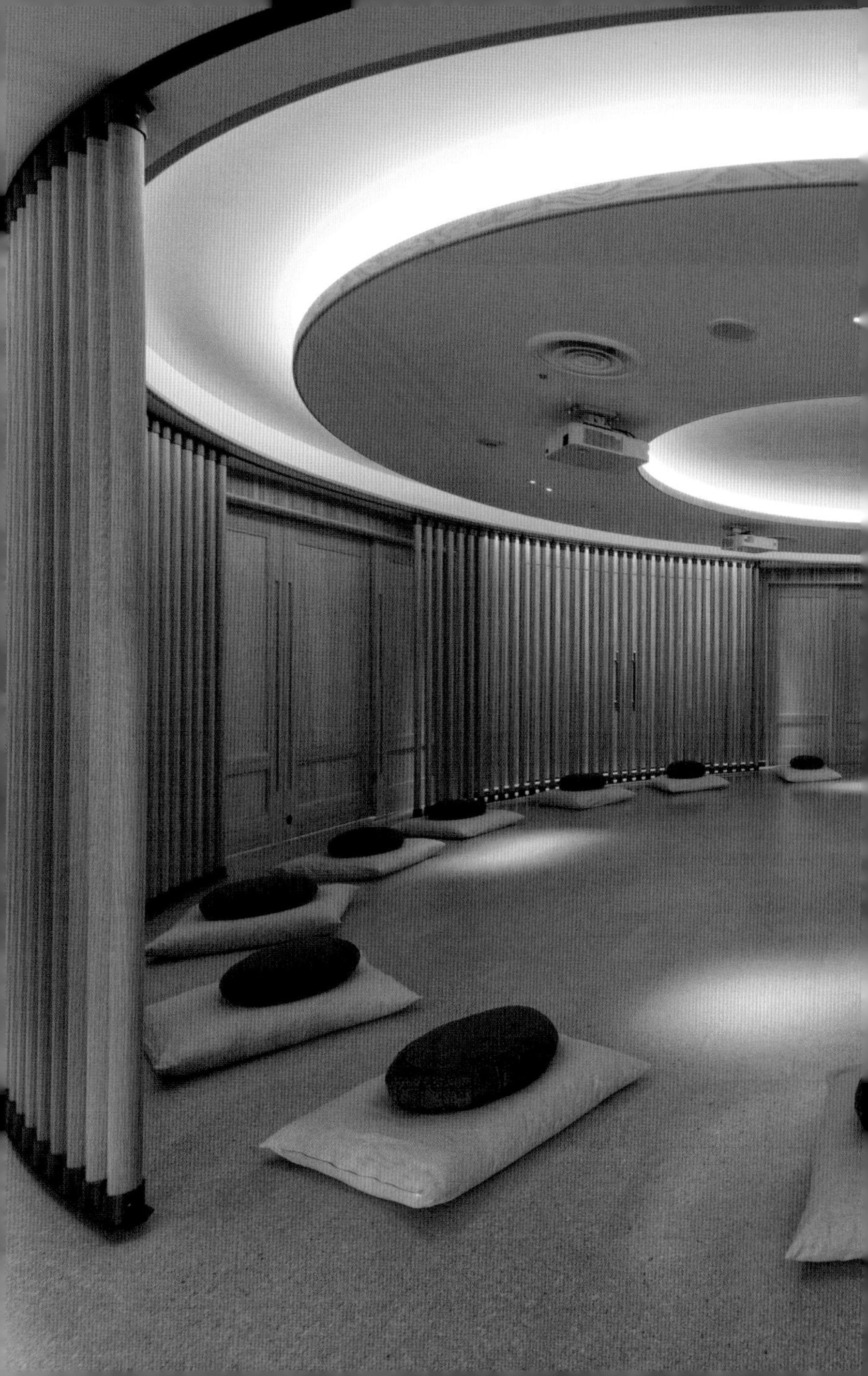

## 独自のイノベーションプログラムで最大の可能性を見つけ出す

次に、イノベーションプログラム「BentoBox」。これは私たちがアメリカ・シリコンバレーのイノベーション・コンサルタント企業、SYPartnersと共同開発した独自のプログラムで、ガイドや進行役がいなくても自主的に、クリエイティビティとイノベーションを各人が開発していけるプログラムとなっています。

詳細をオープンにすることはできませんが、ツールキットを使って、そこに書いてあるガイドに沿ってプログラムを進めていくのです。そうすると、自分たちが求めていたテーマに対する回答が、自動的に出てくるような仕組みになっています。

そのテーマとは、例えば、次のようなものです。「Seeing in New Ways」(新しい視点で新たな可能性を導き出す)、「Planning Your Way Forward」(目標までの道のりを物語化し、目標達成のために綿密に計画する)、「Rapidly Capitalizing on Learning」(各自の直感、知識、経験を基に学びのサイクルを獲得する)、「Imagining Bold New Futures」(未来を予測し、新たなビジネスを発掘する)、「Integrating within a Bigger System」(物事の繋がりを理解することでアイデアの価値を高める)、「Finding a Rare A-ha」(記憶、感情、観点を組み合わせることで画期的な気づきを得る)などなど、全部で12のテーマがあり、その中か

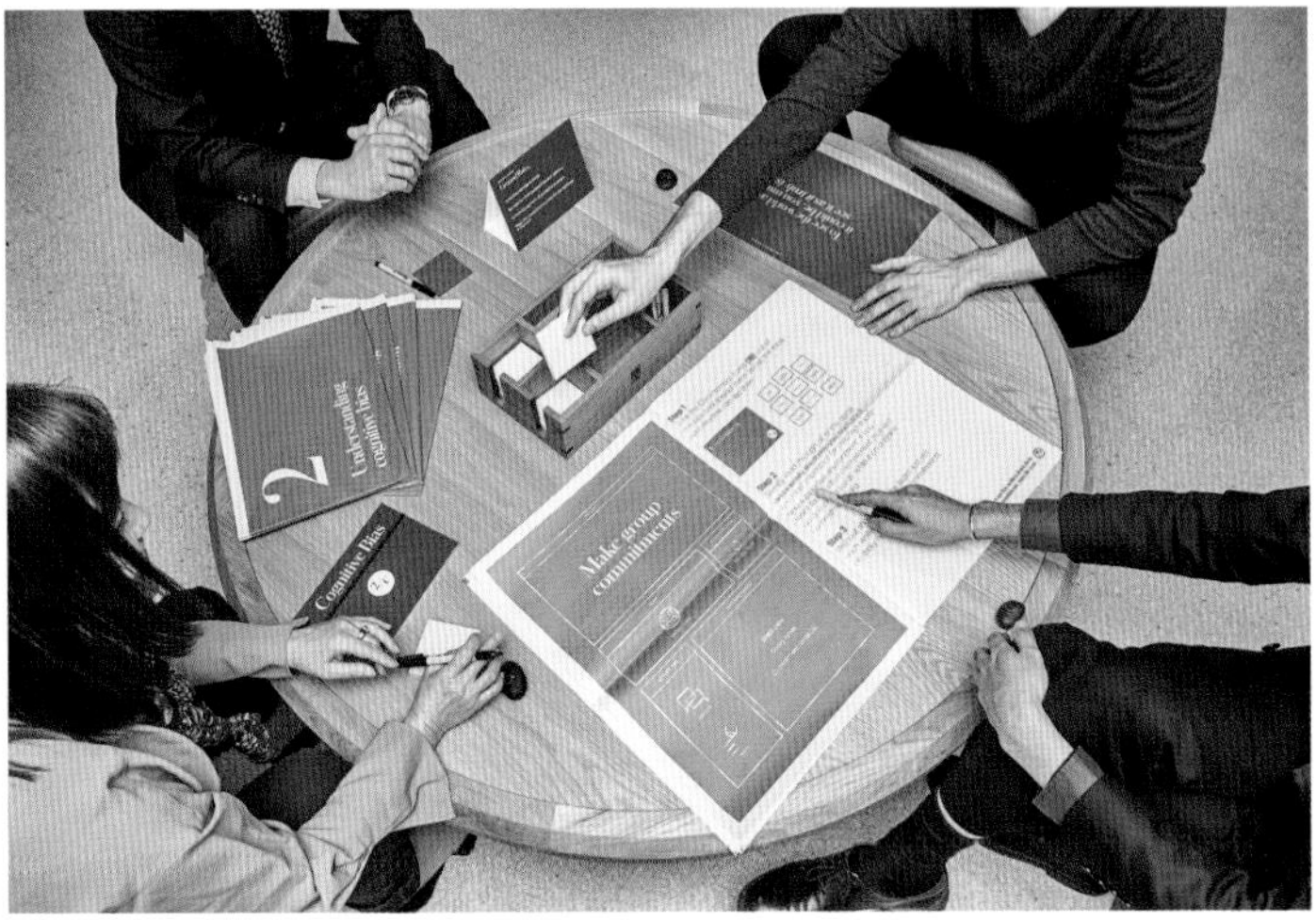


「BentoBox」を使ってのイノベーションアイデアを開発中の参加者たち

ら自身の解決したいテーマを選び取り組むことで、そのチームや組織のオリジナルのイノベーションやアイデアに近づいていきます。

この「BentoBox」は、通常4～8人が1チームとなって課題となっているテーマを選び、3～7時間ほどかけて参加者自身の力で進められるよう設計されています。チーム思考やイノベーションとクリエイティビティを刺激するようデザインされ、参加者に適切な問い掛けを促したり、より深いコラボレーションを引き出したりします。そして参加メンバーが協働して、掲げたテーマに対する最高・最善の可能性に到達するためのプログラムなのです。

私が留学していたＨＢＳで学ぶケーススタディは、その企業の置かれている状況や課題を把握して、どうすればその課題を解決できるかということを、自分の頭で一生懸命に考えて答えを出す、つまり客観的な状況を与えられ、それに対してどうすればよいかを、コンサルティング的な手法で考えるやり方です。

それに対して、「BentoBox」は、一つのプロセスを順番に踏んで作業を進めていくと、「こういう方向でやるべきだ」という結論への道筋が、〝自然に〟出てくるような〝仕組み〟になっているのです。

## 瞑想と「BentoBox」は組み合わせて進める

このカリキュラムは、瞑想をすることで、より効果的に進めることができます。瞑想することで固定観念に囚われることなく、また不安感やバイアスに影響されることなくオープンな考え方ができるようになるためです。また、自己中心的な考えから、全体を見ることのできる協調的な考え方に変わっていくので、より高い効果を得ることができるようになります。

一例として、「BentoBox」のカリキュラムを始める前に5～10分ほどマインドフィットネスをするようにします。「BentoBox」での創造性や革新性の醸成、マインドフィットネスの瞑想による精神状態のクリア、この二つを組み合わせながら進めることで、より高い成果が生まれるようになるのです。

こうしたやり方は、瞑想を自分の生活に取り入れながら様々な創造的で革新的なものを生み出してきたトップビジネスパーソンの方々も同じことを実践していたと推察しています。

## 講演、イベント、企業間交流にも対応したフレキシブルな空間

青山ツリーハウスでは、様々なイベントに対応することができるイベントスペースや映像・音響設備、少人数から大人数でのディスカッションやミーティングが可能な会議室など、フレキシブルな空間が用意されており、目的に合わせていろんな使い方が可能です。リアル開催やオンライン開催などでメンバー向けに各ジャンルに精通する人物の講演やイベントなども実施しています。また、メンバー同士が青山ツリーハウスを使って交流することができるように多数の交流スペースが用意されており、気軽に交流することができるようになっています。さらに、チームの仲間が和気あいあいと歓談しながらのリフレッシュ、くつろぎながらのコミュニケーションを楽しめるよう、ミシュラン2ツ星レストラン出身のシェフによる料理を提供するレストランも用意されています。

# GlobalTreehouse株式会社 ／ AoyamaTreehouse
## （グローバルツリーハウス株式会社／青山ツリーハウス）

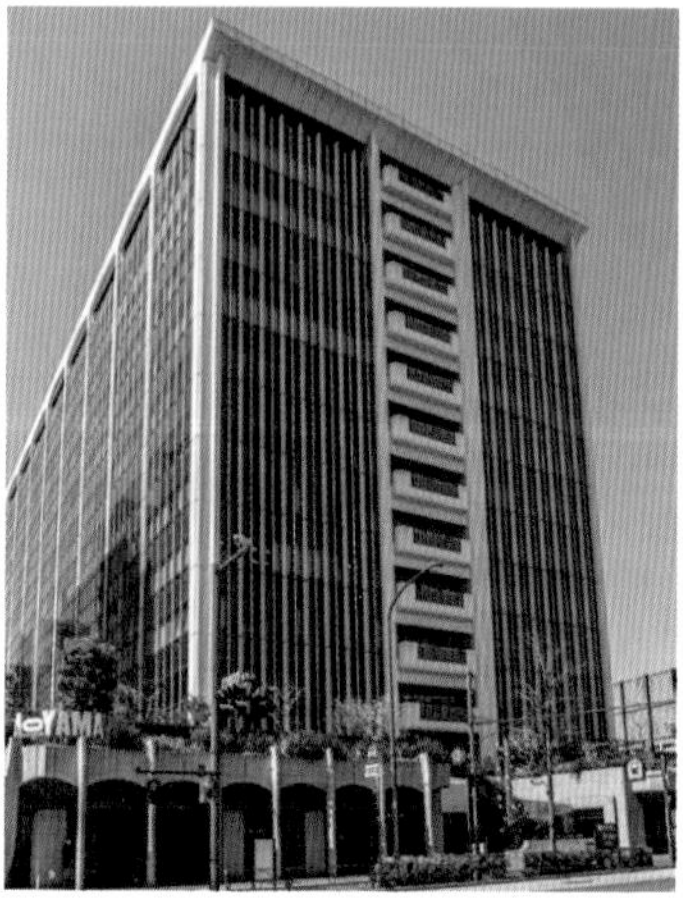


住　所　東京都港区北青山1-2-3
　　　　青山ビルヂング2F & 3F

問合先　inquiry@globaltreehouse.com

2階にレストラン、イベントスペース、3階にマインドフィットネススペース、コミュニティスペース、ワークスペース、ラウンジスペースなどを設けるメンバーシップ制のクリエイティブ空間を開設。

### 3階コミュニティスペース

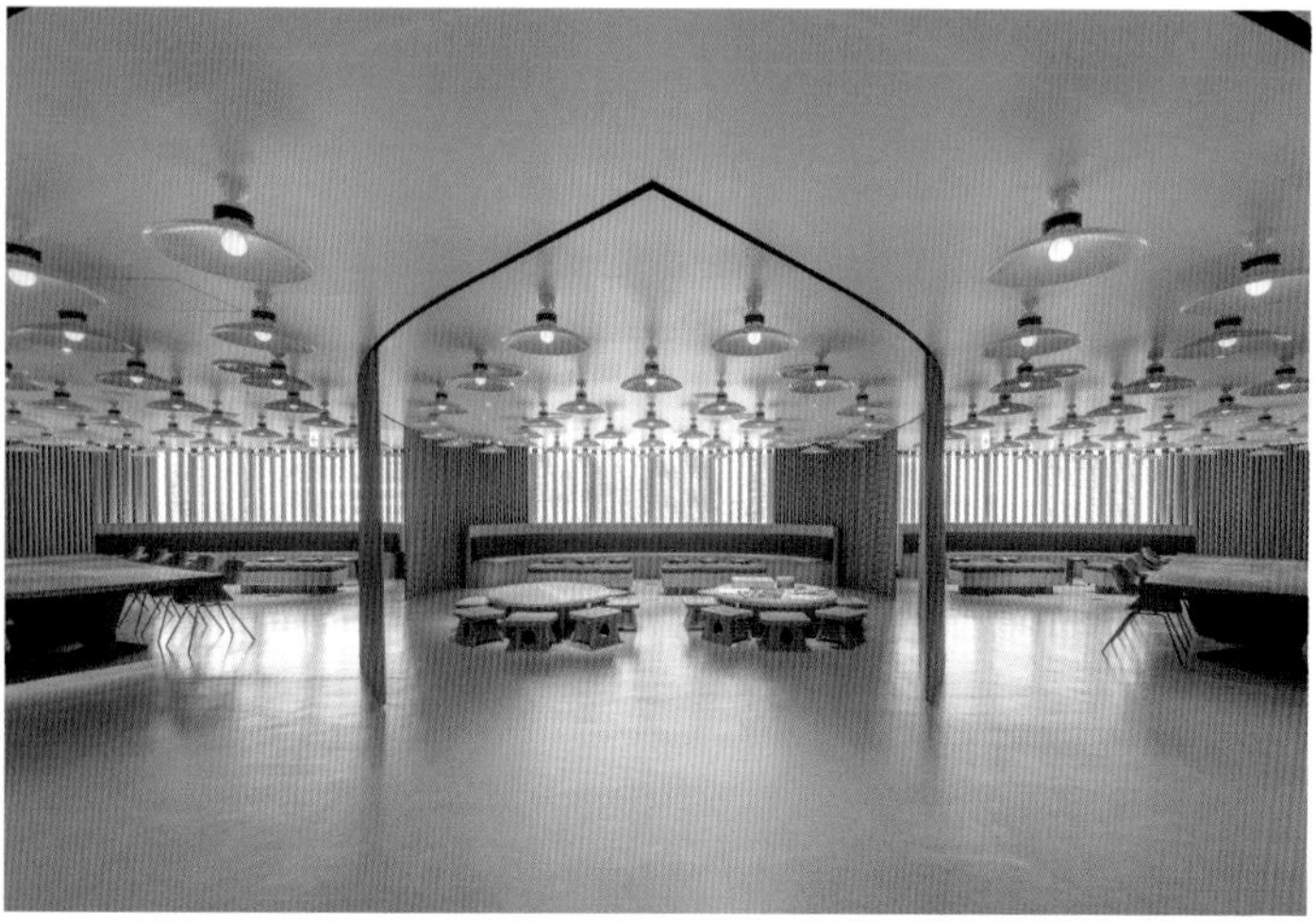

## 2階　レストラン、イベントスペース

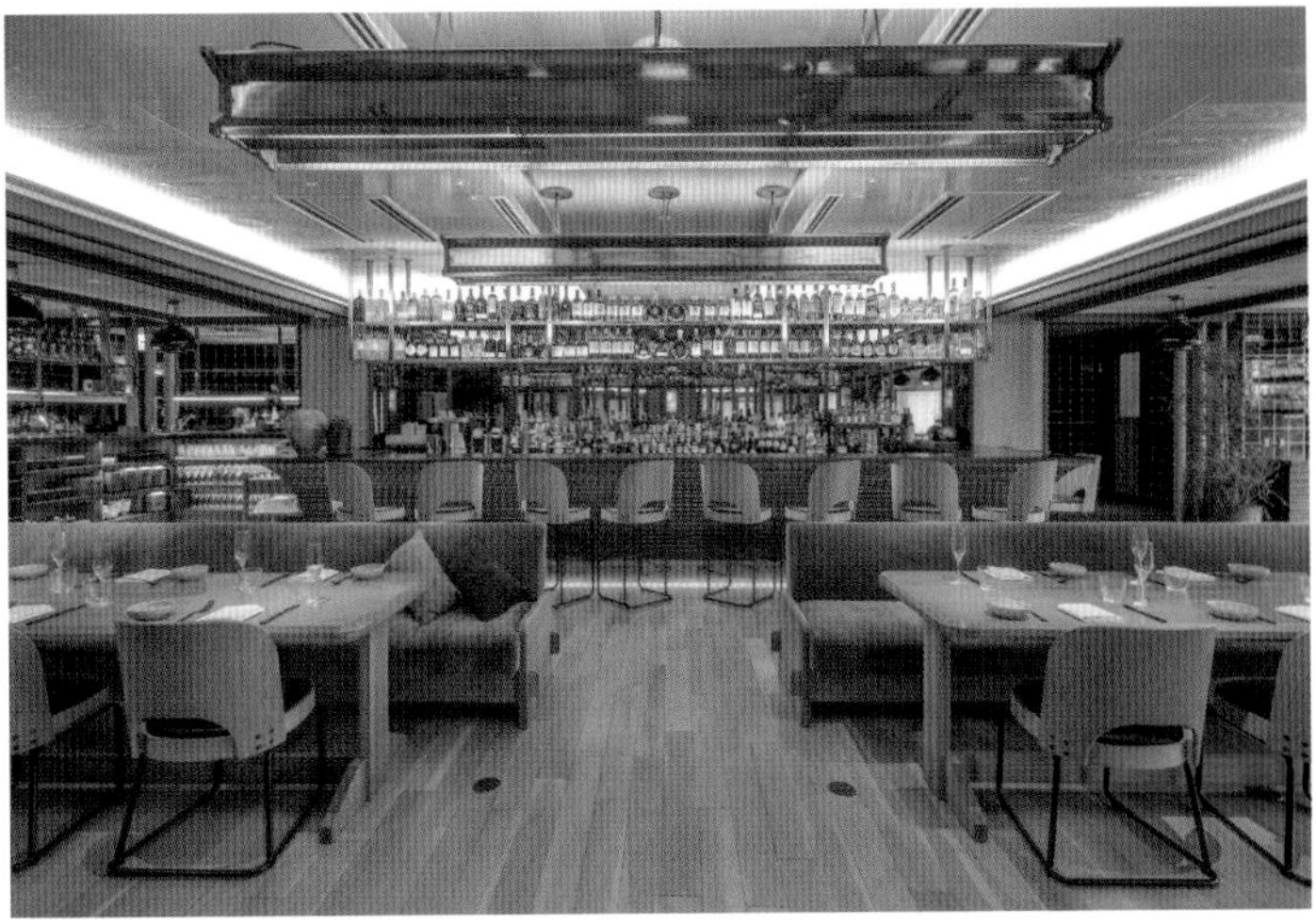

**レストラン**
Restaurant Arbor（アルボア）では、「素材を生かしたヨーロピアン・フュージョン」の料理を楽しむことができます。

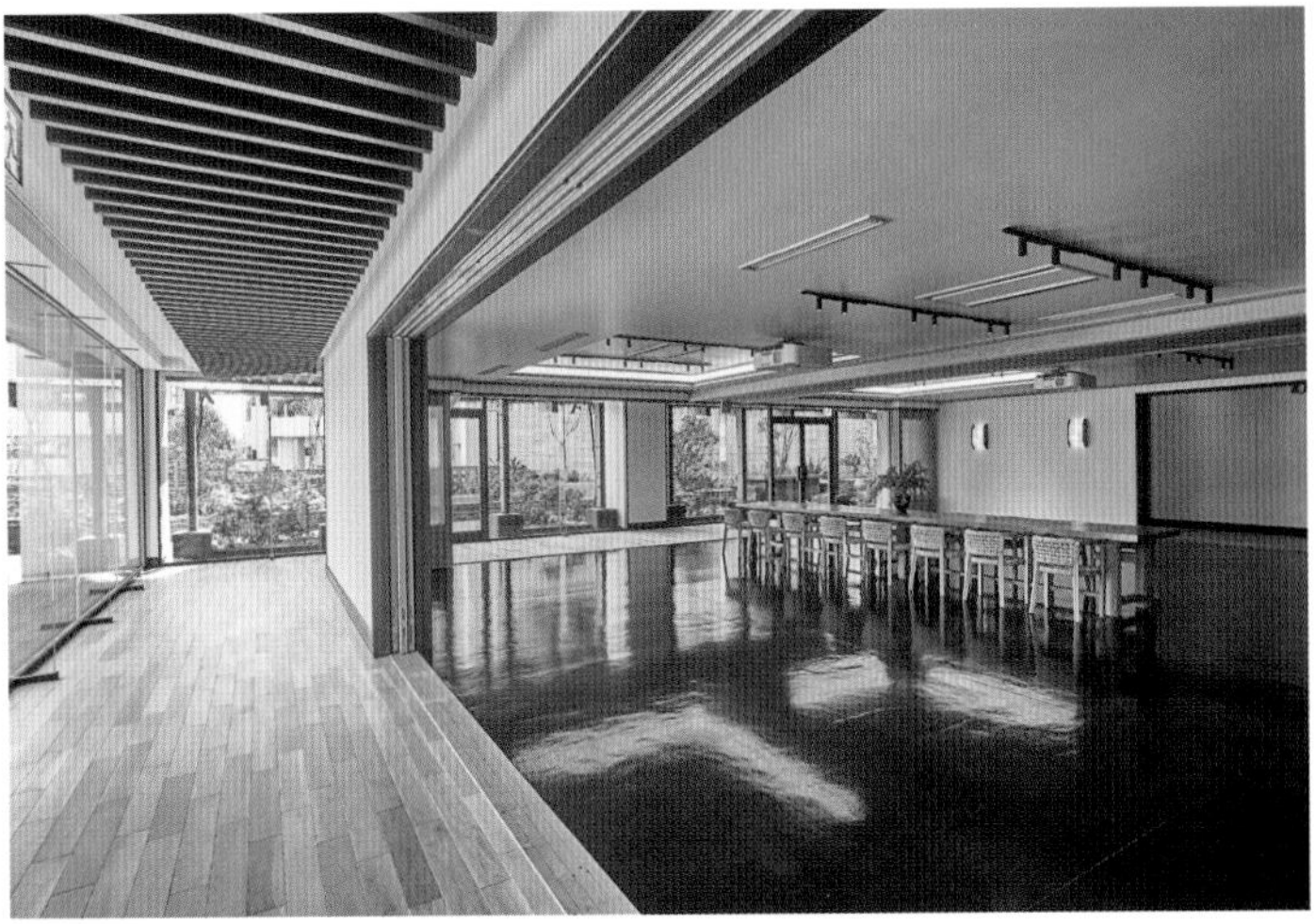

**イベントスペース**
NYのデザイナーによる、日本では類をみないこのユニークな空間は、大切なイベントや会議などのご用途に最適です。

## 3階　マインドフィットネス、コミュニケーションスペース

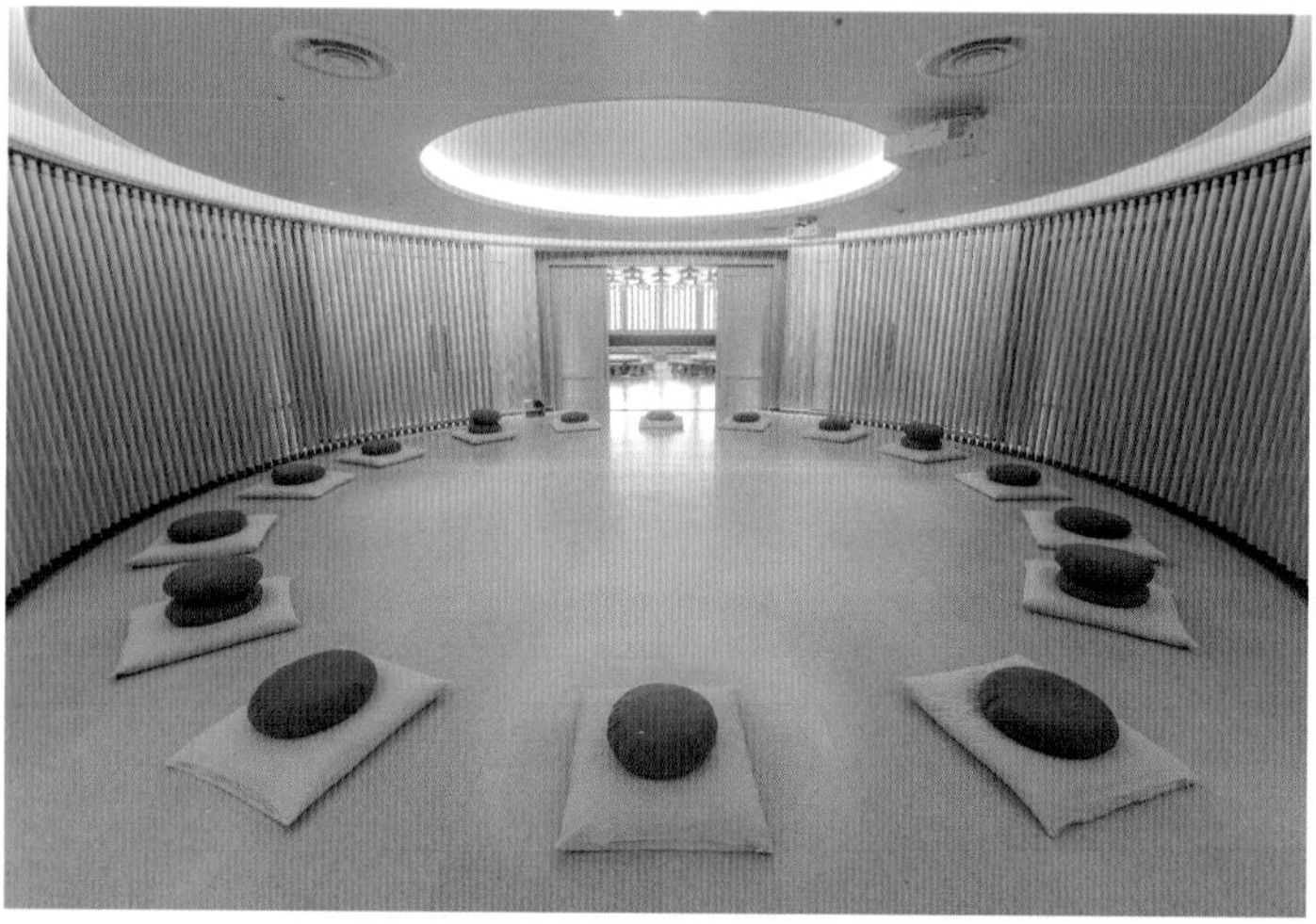

マインドフィットネススペース(禅堂)
優れたビジネスリーダーを創り上げるための独自の瞑想プログラムのためのスペースを施設の中心に据えています。

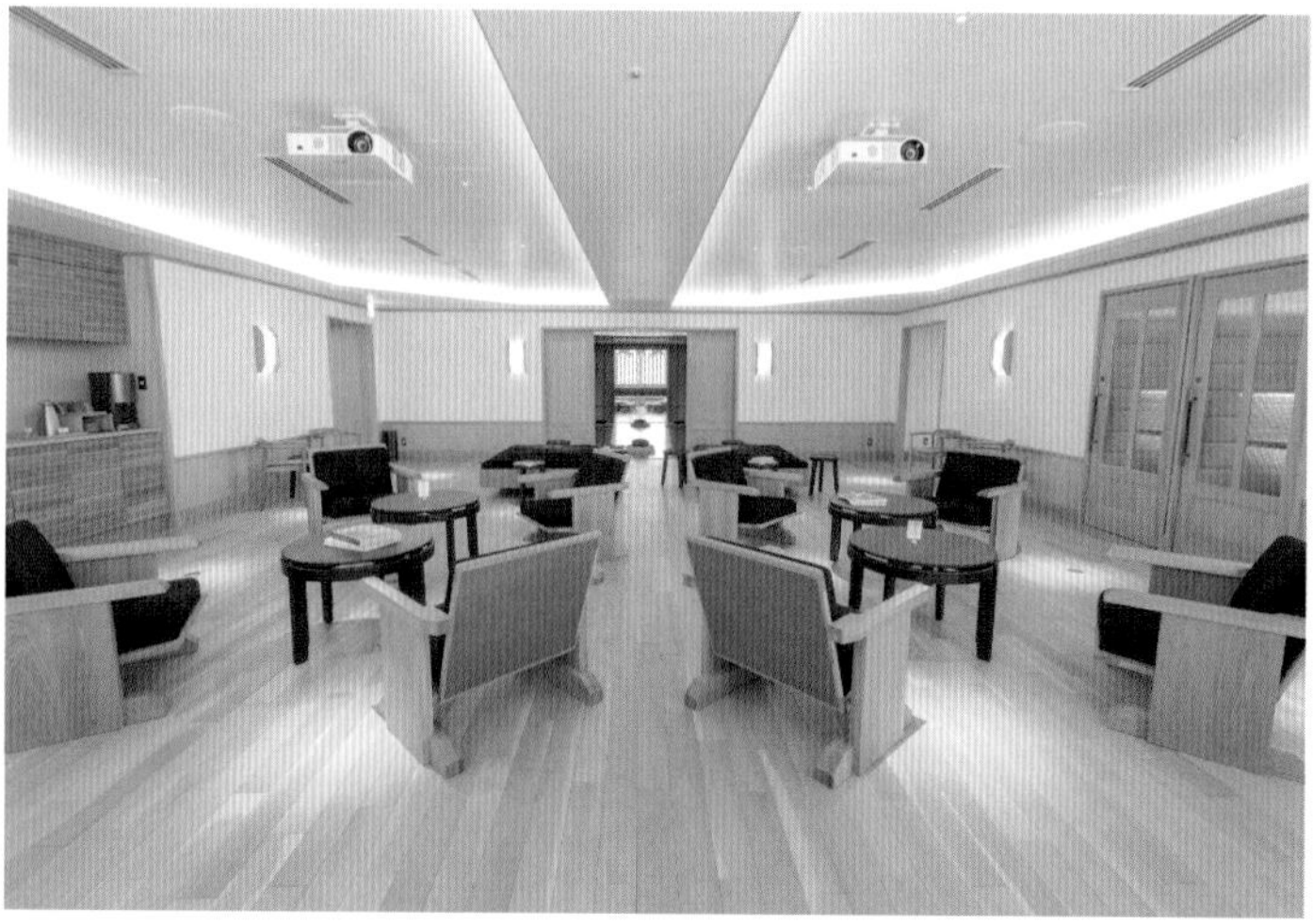

ラウンジスペース
カジュアルなミーティングや読書やお仕事に、またメンバー同士の交流の場として利用頂けるスペースです。

## 3階　ワークスペース、ミーティングルーム

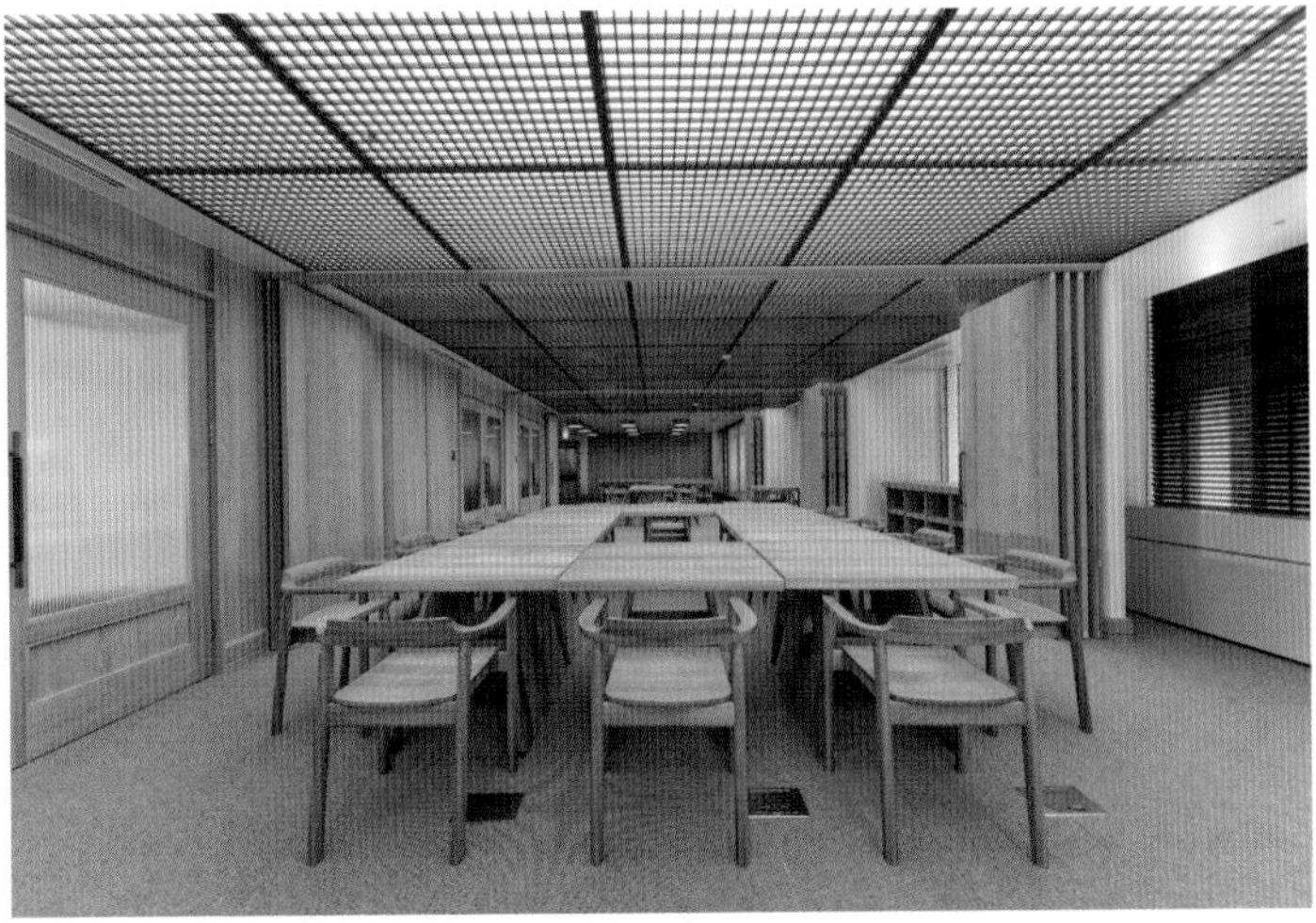

ミーティングルーム
BentoBoxセッションやオフサイト・ミーティングなど向けに複数のミーティングルームがあります。

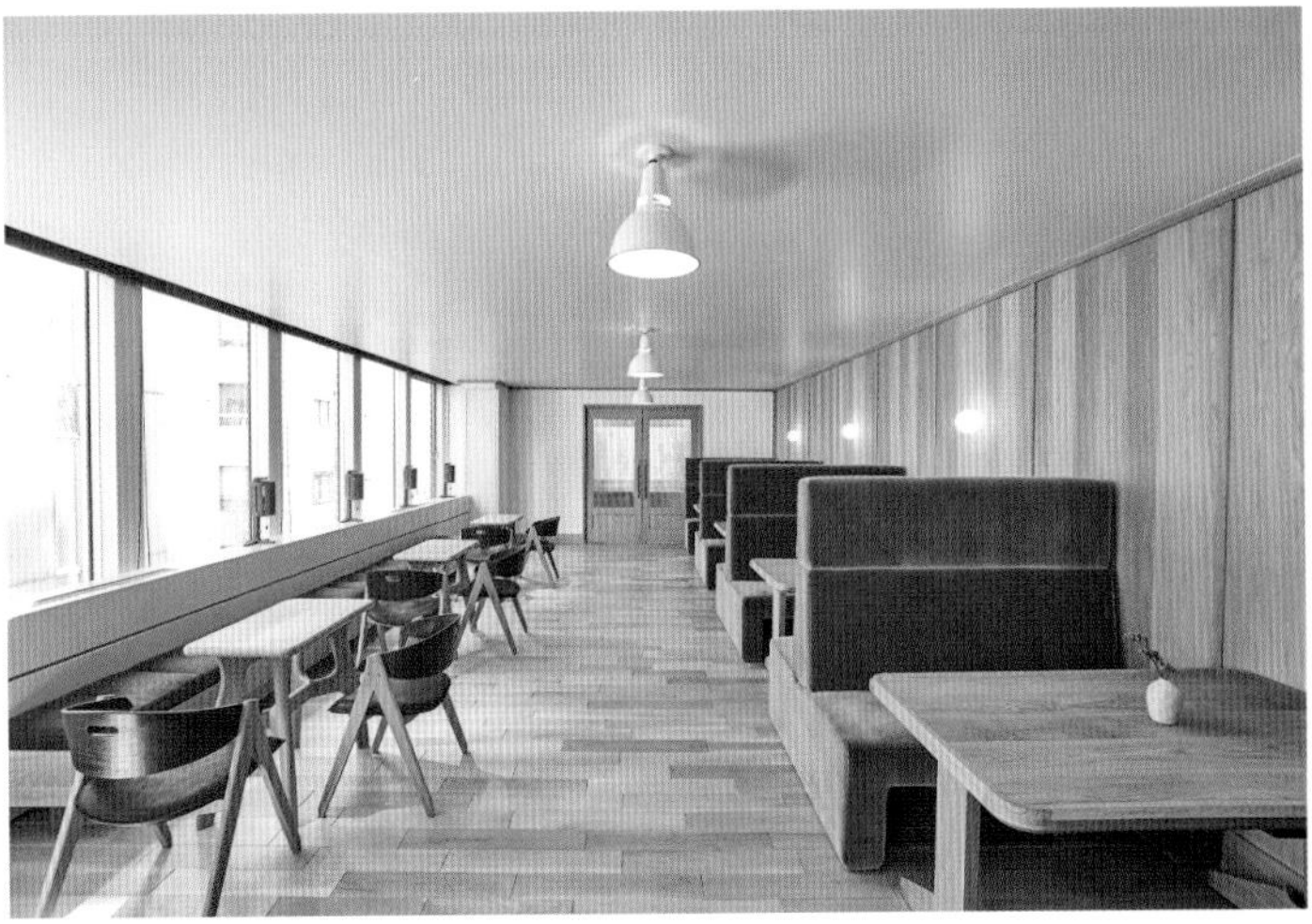

ワークスペース
ワークスペースとしてご利用頂けるほかグループのコラボレーションやちょっとしたミーティングの場ともなります。

# 終　章

# 「一つの世界」をめざして

## これからも「一つの世界」を追究していきたい

私のこれまでの人生を振り返ってみると、私という存在の基盤となっているのは、言うまでもなく禅でした。

前述したように、山田耕雲という禅師になった父の影響で、幼い頃から座ってきた私は、中学3年の時に岩崎八重子さんの本と出会い、そこから真剣に禅に向き合ってきました。そして、大学卒業間近の時期に見性体験を得ることができました。

そこから社会人となり、様々な経験を積み重ねながら、東京三菱銀行の専務となり、三菱証券の会長となり、現在ではイトーキの会長になっています。

このように社会で活躍できる立場を得られたことの背景には常に禅がありました。優秀な人材は、どの時代・どの場面でもたくさんいましたが、彼らと比較して決して優秀とは言えなかった自分がここまで来られたのは、やはり禅を実践してきたからだと思います。

何度も述べてきましたが、「座る」ことによって、「自」と「他」の障壁が低くなり、周りとの一体感が醸成され、自分という狭い世界に閉じこもっていたものが、解放されていきました。そして、新しい発想や閃きを生み出してきました。まさに創造性と革新性の源泉が「座る」ことだったのです。そうしたことの積み重ねの中で、仕事においても能力以上の結果を出すことができたのだと思っています。

そして、様々な出会いと不思議なご縁によって、私が生涯をかけて求めてきたものが、マインドフィットネスとして、また「グローバルツリーハウス」として、新たに社会に展開され始めようとしています。

しかし、それによって私の禅との向き合い方が変わることはありません。偉そうなことを言っても、まだまだ追い求める世界に到達することはできていませんし、これからも、さらに追求していかなければならないと思っています。

追求するのは言うまでもなく「一つの世界」です。自分がいて他人がいるというのではなく、本質的な世界は一つなのだという禅が発見した世界です。「自」と「他」の障壁がなくなっていくと、他人の幸せは自分の幸せ、他人の痛みが自分の痛みとなります。また、自分を取り巻く周囲の社会環境や自然環境に対する配慮も自然に醸成されていきます。

それが本当の世界です。そういう「一つの世界」を追究していくこと、そして、それを伝えていくことこそが、これからの私の人生の最大の目標となっていくと思っています。

## ビジネスの世界も　また「一つの世界」

ビジネスは弱肉強食、勝つためには人を欺いたり、騙したり、足を引っ張ってもいいという考え方はまったく間違っています。人を欺いたり、騙したり、足を引っ張るということは、結局自分自身に返ってくるのです。自分を欺き、騙し、自分の足を引っ張ることと同じなのです。他人を傷つけると結果的には自分が傷つくのです。そのように世界はできているのです。

それが「一つの世界」の法則です。

逆に、社会に価値を提供すれば、社会は自分たちに対して応分の価値を与えてくれます。そうして積み上げの結果が信頼であり、その信頼の証しとして得られるものが利益なのです。

こうした社会と企業の関係性が広がれば、正しい共生・共存・共栄の世界が広がり、社会と企業が共に繁栄していくことになります。

私は、経営者として様々な判断に迷うときは必ず「一つの世界」という観点を基準として考えます。そうすれば、大きく間違えることはありません。そうやって私はずっとやってきました。

マインドフィットネスは、まさにそうした経営的な発想のできる人材を育成することを目的としています。そして大きな視点と器を持った優秀な人材を数多く輩出することができれば、日本、そして世界の経済・社会に大きな貢献ができると思うのです。

そんなことを夢見ながら、私は、座禅を組み続け、マインドフィットネスの実践を継続し、そして「一つの世界」の追求を続けていきたいと思っています。

# おわりに

私は、毎週第2、第4日曜日にオンライン座禅会を開催しています。参加人数は毎回80人前後ですが、アメリカ、カナダ、ドイツ、イギリス、フランス、オランダ、スペイン、オーストラリアなど15カ国以上の国と地域から参加者が集います。HBS留学中に身に付けた英語を使って座禅の指導を行いますが、「英語が話せる禅の指導者」がほとんどいないせいか、皆さんとても熱心に指導を求めてきます。

これは私の印象ですが、一般的に日本の方々よりも海外の方々のほうが禅に対して積極的だと感じられます。理由は本書でも触れましたが、日本では「禅＝宗教、宗教の修行法」というイメージが定着し過ぎていて、「禅は自分とは無縁の世界」という考え方が知らずに身に付いてしまうためです。一方、海外ではこうした先入観や固定観念がないため「禅／マインドフルネスに興味がある」「良い効果が得られるなら実践したい」という意欲をシンプルに持っている方々が多いのでしょう。

しかし、近年、禅がマインドフルネスという形で欧米を中心に注目が集まったことによって、日本でも興味を持つ方々が非常に増えてきました。半世紀以上にわたって禅に取り組んできた私から見ると、これだけ禅に関する様々な情報が社会の中で日常的に飛び交っているこの状況はとても不思議で、一昔前の自分に説明してもおそらく信じられなかったと思います。

ただ、興味を持つ方々が増えてきた反面、こんな声も聞くようになりました。

「禅／マインドフルネスには興味はあるけど、正式なやり方がわからない」

「海外ではビジネスリーダーが取り組んでいるらしいが、どんな効果があるのかわからない」

ここまで読み進めていただいた皆様にはもうご理解いただけるかと思いますが、本書はこうした声に対する私なりの「答え」をまとめたものです。

私は、ビジネスマンであり、そして禅の指導者でもあります。私以上にビジネスのことを語れる方はもちろんたくさんおられますが、禅とビジネスを結び付けて伝えられる方はほとんどいないと思います。「私だからこそできることがあるのなら頑張ってみたい」、こうした思いに背を押されて筆を進めました。

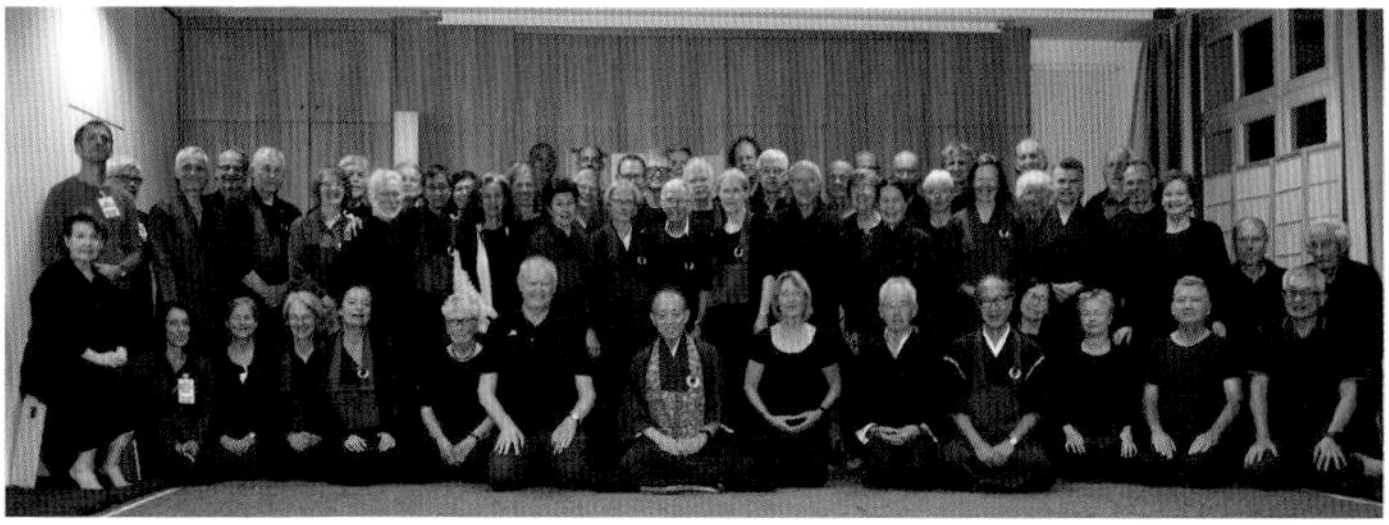

書籍を作ることは初めての体験でしたので、わかりづらいところも多々あったかと思いますが、少しでも「禅に興味を持つことができた」「マインドフィットネスを実践してみたい」と感じていただけたら、これ以上の喜びはありません。

そして、皆様の幸せと社会全体の幸せが同じ方向に向かって進んでいくことを切に願っています。

著者

## 禅／マインドフルネスと脳科学の関係性（第4章）に関する参考文献

1．マインドフルネスの科学 ── ニューロサイエンスの観点から
（大谷彰　マインドフルネス入門講義（５））

2．21世紀の瞑想する脳科学 ── 自己変容のパラダイム
（京都文教大学准教授／宗教学　永沢哲）

3．瞑想と「協調による制御」：試論
（京都大学大学院 人間・環境学研究科教授／認知科学　齋木潤）

4．瞑想は脳のネットワーク特性をどう変えるのか ── 脳波測定に向けての序論
（京都大学大学院 人間・環境学研究科教授／認知科学　齋木潤）

5．マインドフルネス瞑想と脳のシステム特性 ── 脳波測定による検討
（京都大学大学院 人間・環境学研究科教授／認知科学　齋木潤）

6．瞑想の神経科学研究 ── 一人称の体験に基づいた三人称の科学
（京都大学大学院 教育学研究科 博士後期課程二回生　藤野正寛）

7．身体的自己と他者理解を可能にする神経機構
（京都大学名誉教授／追手門学院大学心理学部教授　乾敏郎）

8．ニュートンムック ── ここまで解明された「脳と心のしくみ」

9．インターネット上の多数の記事、論文、情報など

【著者】
**山田匡通**（やまだ・まさみち）
1940年5月5日生、福島県出身。
1964年慶応義塾大学経済学部卒業、同年三菱銀行（現三菱UFJ銀行）入行。その後、1969年ハーバード大学経営学部大学院卒業（MBA取得）。同行常務取締役、東京三菱銀行（現三菱UFJ銀行）専務取締役等を経て、2002年三菱証券（現三菱UFJモルガン・スタンレー証券）代表取締役会長。2004年東京急行電鉄常勤監査役。2005年よりイトーキ取締役、2007年に同社代表取締役会長に就任し現在に至る。他にも（社）日本ファシリティマネジメント協会会長、日本オフィス家具協会副会長、（医）こころとからだの元氣プラザ理事長、（財）東京顕微鏡院理事長、（宗）三宝禅管長。

**マインドフィットネス入門**
禅の瞑想によってあなたとあなたのビジネスが生まれ変わる

---

2021年7月14日　第1刷発行

著者 ―――――― 山田匡通
発行 ―――――― ダイヤモンド・ビジネス企画
〒104-0028
東京都中央区八重洲2-7-7 八重洲旭ビル2階
http://www.diamond-biz.co.jp/
電話 03-5205-7076(代表)

発売 ―――――― ダイヤモンド社
〒150-8409　東京都渋谷区神宮前6-12-17
http://www.diamond.co.jp/
電話 03-5778-7240(販売)

編集制作 ―――― 岡田晴彦
編集協力 ―――― 長野修
制作進行 ―――― 駒宮綾子
装丁 ―――――― BASE CREATIVE, INC.
本文ﾃﾞｻﾞｲﾝ・DTP ―― 齋藤恭弘
撮影 ―――――― 大竹裕一・shoko takayasu・佐藤元一
印刷・製本 ――― シナノパブリッシングプレス

---


ISBN 978-4-478-08472-4